高等院校医学实验教学系列教材

医学物理学实验

第 2 版

主　编　张淑丽

副主编　王晓东　张立平

编　者　（按姓氏笔画排序）

　　　　王　洁（齐齐哈尔医学院）

　　　　王晓东（齐齐哈尔医学院）

　　　　仇　惠（牡丹江医学院）

　　　　刘雅楠（齐齐哈尔医学院）

　　　　张立平（齐齐哈尔医学院）

　　　　张淑丽（齐齐哈尔医学院）

　　　　柴　英（大连医科大学）

　　　　薛俭雷（齐齐哈尔医学院）

U0228290

科学出版社

北　京

内 容 简 介

本书是作者在多年教学实践及教学改革成果和经验的基础上，参考国内外有关教材，结合医学院校物理课程的特点编写而成的。全书共 6 章，包括绪论、实验误差及数据处理、基本物理实验、综合性物理实验、创新性物理实验、模拟与仿真物理实验，共 38 个实验。在每个具体实验中，包含实验目的、实验器材、实验原理、实验内容、实验结果、注意事项、思考题等内容。

本书适合医学院校各专业学生使用，也可作为相关工作者的参考书。

图书在版编目（CIP）数据

医学物理学实验 / 张淑丽主编. —2 版. —北京：科学出版社，2018.1
ISBN 978-7-03-054313-4

Ⅰ．①医… Ⅱ．①张… Ⅲ．①医用物理学–实验–高等学校–教材
Ⅳ．①R312-33

中国版本图书馆 CIP 数据核字（2017）第 211845 号

责任编辑：朱 华 / 责任校对：刘亚琦
责任印制：李 彤 / 封面设计：陈 敬

科 学 出 版 社 出版
北京东黄城根北街 16 号
邮政编码：100717
http://www.sciencep.com

北京凌奇印刷有限责任公司 印刷
科学出版社发行 各地新华书店经销

*

2011 年 1 月第 一 版 开本：787×1092 1/16
2018 年 1 月第 二 版 印张：14
2023 年 8 月第八次印刷 字数：299 000

定价：**55.00 元**
（如有印装质量问题，我社负责调换）

前　言

　　物理学是研究物质的基本结构、基本运动形式、相互作用及其转化规律的学科。物理学是一切自然科学或物质科学的基础，它的研究方法和思维方式贯穿在所有自然科学研究中。同时，物理学对科学思维能力的形成和科学素养的提高也发挥着重要的作用。

　　物理学本质上是一门实验科学。物理学实验可以验证物理规律的正确性，也是探索和揭示物理规律的主要方法。现代的物理学与医学相结合，形成了许多新的交叉学科和边缘学科，如生物物理学、生物医学工程学、血液流变学等。因而在医学院校中物理实验课的教学直接承担着培养学生的科学素养、创新精神、科学实验能力及全面推进素质教育的任务，不仅要使学生掌握实验所需的物理理论，更重要的是学习物理学的实验方法、思维方法、设计思想及操作技能。因此我们从 21 世纪关于学生知识结构、能力结构、素质结构的培养目标入手，按照建设国家实验教学示范中心要求，结合编者长期从事医用物理实验教学的实践经验及教学改革成果，同时在参考兄弟院校的经验的基础上编写此书。

　　本书的编写特色是对医用物理实验的教学体系、教学内容和方法进行了深层次的改革。本书在内容上主要分为六个部分。

　　第一章重点阐述医用物理实验对医药类专业的重要性及医用物理实验常用的实验方法。

　　第二章讲述测量误差、不确定度及数据处理方面的知识。培养学生掌握实验基本知识、测量方法和测量误差及数据处理的方法，提高误差分析能力，写出规范的实验报告。

　　第三章为基本物理实验。包括与医学有关的力学、电磁学、光学、近代物理实验及电子线路方面的实验。这部分内容注重一些基本物理量的测量、基本实验操作、常用仪器的使用和验证性实验，重点阐述实验原理和计算公式的推导；通过具体而又详尽的实验内容和步骤来验证每个知识点，旨在通过这部分内容加强对学生基本实验技能和基本实验方法的指导。

　　第四章为综合性物理实验。安排这部分内容的目的在于使学生通过实验内容、实验方法、实验手段的综合设计和操作，培养综合考虑问题的思维方式，以及运用综合的方法、手段分析问题、解决问题，培养学生创新意识和创新能力，同时培养学生事实求是的科学态度和团队精神。采用以学生独立操作为主，教师辅导为辅的实验教学模式。

　　第五章为创新性物理实验。设计性实验是学生在教师的指导下，根据给定的实验目的，提出实验任务和基本要求，由学生自行查阅资料，设计实验方案，选择合适的实验器材，拟定实验程序，完成实验的测量，并对结果进行分析处理，为今后从事相关工作的设计与研究打下坚实的基础。

　　第六章为模拟与仿真物理实验。模拟与仿真实验是通过计算机把实验设备、教学内容、教师指导和学生操作有机地融为一体。这样可极大地克服经费和场地不足对实验教学的制约，有利于形成研究性的实验教学模式，促进学生创新能力的培养。

　　本书由张淑丽教授主编，王洁、王晓东、仇惠、刘雅楠、张立平、柴英、薛俭雷等同志参加主要章节编写。

　　本书适合医学院校五年制本科临床医学专业、口腔、预防、药学、检验、影像、护理、麻醉等专业使用。

　　在编写本书的过程中，我们得到了长期使用本书的教师提出的宝贵意见，同时本书也得到了科学出版社的领导与编辑们的大力支持，在此向大家表示衷心的感谢！

　　由于编者水平有限，本书不当之处，欢迎批评指正。

张淑丽

2017 年 5 月

目　录

第一章 绪 论

第一节 医学物理学实验对医学类专业的重要性

物理学是研究物质运动一般规律及物质基本结构的科学，它必须以客观事实为基础，依靠观察和实验。归根结底物理学是一门建立在实验基础上的科学，是认识自然的基础。物理实验是根据研究的目的，利用科学仪器设备人为地控制或模拟自然现象，排除次要矛盾的干扰、突出主要矛盾，在最有利的条件下研究自然规律的一种活动。

医学是研究生物机体的正常生命活动规律及患病肌体的某些特殊现象的科学，在自然界中属于较复杂、较高级的物质运动形式，它同样遵循物理学的相关规律。

物理学和医学两大学科相结合，它们相互渗透、相互促进、不断发展，形成了物理学的一个重要分支——医学物理学。它是将物理学的理论、方法和技术应用于医学而形成的一门新兴学科。包括物理学在内的各门学科，其研究方法都是遵循"实践—认识—实践"的认知法则，具体地说物理学的研究方法包括观察、实践、假说和理论各个环节。自然科学的很多规律是通过实验发现的，其理论是通过实验反复验证而总结出来的。实验可以发现新事实，结果可以为物理规律的建立提供依据，同时，实验又是检验理论正确与否的重要判据。例如，伽利略（Galileo，1564～1642）观察到教堂中吊灯的摆动具有等时性，依此在实验基础上推导出单摆的振动周期与摆长的平方根成正比，并用于测量人的心率；他发明了测温计，还设计出了第一个现代意义上的显微镜；他通过斜面将落体速度放慢从而进行落体实验，开辟了定量的实验方法。

历史上，在对光的本性认识上，波动说与微粒说之争在 18 世纪就已经开始了。1800 年，医生、物理学家托马斯·杨（T. Young，1773～1829）的双缝干涉实验，证实了光具有波动性；1887 年，德国科学家赫兹（H.R.Hertz，1857～1894）发现光电效应，光的粒子性再一次被证明。1905 年爱因斯坦（A. Einstein，1879～1955）的光量子假说总结了光的微粒说和波动说之间的争论，能很好地解释光电效应的实验结果。但是直到 1916 年，密立根以极其严密的实验证实了爱因斯坦的光电方程之后，光的粒子性才为人们所接受。

1895 年 11 月，德国实验物理学家伦琴（W.RÖntgen，1845～1923）在实验室中发现了 X 射线，并用它拍下了他夫人手骨的照片，这是世界上第一张活体骨骼照片。伦琴将他的新发现写成论文发表后，在整个科学界包括医学界引起了巨大的轰动。几周后，芝加哥电气技师格鲁勃（E.Grubbe）利用 X 射线为一名 55 岁患乳腺癌的妇女进行了放射治疗；3 个月后，维也纳一所医院将 X 射线拍片应用于外科诊断。X 射线的发现还进一步推动了气体中电传导的研究，也给洛伦兹创立电子论提供了实验基础。而电子理论又给塞曼（Zeeman）效应，即光谱线在磁场中会分裂这一事实以理论解释。

1890 年，皮埃尔·居里夫妇发现了放射性元素——镭。1931 年伊伦·约里奥·居里（I. Joliot-Curie，1897～1956）和她的丈夫弗雷德里克·约里奥·居里（F. Joliot-Curie，1900～1958）发现镭对于动物组织的破坏力以及用于治疗肿瘤的有效性之后，于 1934 年又发现人工放射性物质。随着科学技术的进步，放射性同位素在医学研究、诊断和治疗中发挥了极其重要的作用，并在此基础上建立起一门崭新的学科——核医学。

1963 年美国物理学家科马克（A. M. Cormack）发现人体不同的组织对 X 射线的吸收本领

不同，提出了用投影数据重建图像的数学方法。依此方法英国工程师亨斯菲尔德（G.N. Hounsfield）在 1972 年研制成第一台头部 X-CT，在临床上使用并获得清晰的诊断影像，使医学影像技术发生重大变革。目前，医用 X-CT 已成为临床医学诊断中最有效的手段之一。

生命科学研究中的一些重大进展也离不开物理学这个基础。例如，脱氧核糖核酸（即 DNA），它是储存和传递生命遗传信息的物质基础，它的双螺旋结构的发现，就是在 1953 年由美国生物学家沃森（J. D. Watson）和英国物理学家克里克（F. H. Crick）根据 X 射线衍射方法获得的。

还有光纤内窥镜技术、激光技术、介入技术、X-CT 技术、核磁共振成像技术以及放射线在诊断和治疗肿瘤方面技术的进步和突破，大多是从实验室中诞生的。这些物理学重大理论和技术在医学上的广泛应用，极大地推动了现代医学的发展进程，改善了我们生活的质量，对现代医学的发展产生了巨大而深远的影响。另外，物理实验在素质教育中同样充当极为重要的角色。因此，医学院校的学生应努力学好医学物理学的理论课和实验课，学会用物理学的理论和技术指导和应用于医学实践活动，为今后的学习和工作打下坚实的基础。

第二节　医学物理学实验课要求

物理实验是学生在教师指导下独立进行实验的一种实践活动，教学方式主要是学生自己动手，完成实验内容规定的任务，教师只是在关键的地方给予提示和指导。因此，要充分发挥学生的主观能动性，主要通过以下三个教学环节培养学生独立工作的能力和严肃认真、实事求是的工作作风。

一、实验前认真预习

预习是至关重要的。为此，要求在实验前必须认真阅读实验教材的相关内容，也可参考其他资料（首次实验要认真学习实验室规则和电学、电子学操作规程），了解实验的全貌，明确该实验的目的、实验原理、待测物理量及实验和测量方法，了解仪器的构造、操作方法和注意事项，在此基础上书写预习报告。预习报告内容主要包括以下几方面：实验名称、实验目的、原理摘要、主要仪器设备、实验步骤、数据记录表格等。上课时，指导教师可以检查学生的预习情况，对于没有预习和未完成预习报告的学生，指导教师有权停止该生本次实验。

二、实验中的操作

实验操作是实验的主要内容。首先要检查仪器设备，看其是否完备、齐全，如有问题，应向指导教师提出并解决。然后记录主要仪器的名称、型号、规格和编号，仔细阅读仪器说明书或仪器使用的注意事项，在教师指导下正确地组装和调试仪器，不要盲目操作、急于求成。实验时先观察实验现象，再进行精确测量。在观察、测量时，要做到正确读数，将原始数据如实记录在事先准备好的表格中。原始数据要做到整洁、有条理，以便于计算和复合。如确系错误数据，应轻轻划上一道并注明原因，在旁边写上正确值，使正、误数据都能清晰可辨，以供在分析测量结果和不确定度时参考。

实验遇到故障时要积极思考，在教师指导下学习排除故障的方法。实验结束时，将实验数据交教师审阅签字，整理还原仪器后方可离开实验室。

三、实验报告书写

实验后要对实验数据及时处理并撰写出一份简洁明了、工整、有见解的实验报告。其目的是培养和训练学生书面形式总结工作或报告科学成果的能力，这也是物理实验基本功训练的重要组成部分。实验报告要思路清晰、字迹清楚、文理通顺、图表正确、数据完备和结论明确。

四、实验报告、实验室规则及电学、电子学操作规程的内容

（一）实验报告的内容

（1）实验名称、实验者和合作者、学号、组别、座位号、日期等。

（2）实验目的和要求（预习完成）。

（3）实验仪器设备（在实验时记下型号和规格）。

（4）实验原理：用自己的语言简要地写出实验原理和主要计算公式，画出必要的原理图（预习完成）。

（5）实验基本步骤：写出主要的实验操作步骤，注意重点记录实验中的关键步骤。

（6）数据记录和处理：将原始数据整理后再记录于实验报告的数据表格中，并求出误差或不确定度，给出实验结果或结论，绘出相关的图表。

（7）实验讨论：对实验结果分析讨论，总结实验过程，对实验中观察到的异常现象进行解释，回答思考题以及提出改进建议等。说明通过实验得到的收获，提出改进建议，指出并讨论误差原因，回答课后思考题等。

（8）最后，将原始数据记录、图表粘贴在实验报告内一同交上，没有原始数据的实验报告不记成绩。报告中如有严重错误或字迹不清楚，则需重做。

（二）实验室规则

（1）进入实验室的一切人员必须严格遵守实验室的各项规章制度。

（2）实验前要根据指导教师的讲述或实验教程上的说明检查仪器、元器件，如有缺损应立即向指导教师报告。

（3）未了解仪器性能之前切勿动手操作，使用仪器时必须严格遵守实验操作规程。

（4）学生不准私自拆卸仪器，未经教师许可，不许做与本实验内容无关的实验。实验过程中要注意节约实验材料。

（5）实验完毕，要清理仪器及元器件，填写仪器使用登记表。关闭电源和水道，做好卫生工作，经实验指导教师允许后方可离开实验室。

（6）如有损坏仪器或丢失器材，视情节轻重，对有关责任者进行相应的处罚。

（三）电学、电子学操作规程

（1）首先认清实验仪器、元器件的名称、极性、标值。

（2）按电路图摆好各仪器及元器件位置，根据测量范围，选好量程，断开开关。一般用红色导线连接电源的"+"极输出。电表"+"极接高电势，"−"极接低电势，顺次连接电路。

（3）电路连接完毕后，必须请指导教师检查，确认无误后方可闭合开关。

（4）在实验测量过程中不允许改变仪器、仪表的量程，如需改变量程，要断开电路（切断电源），在整个电路不通电的情况下，再重新选定量程。

（5）测量出实验数据后，经指导教师审阅许可后，方可拆卸电路。拆卸电路时，要先断开开关，关闭电源。再将实验仪器、各元器件及导线整理复原。

第三节 如何做好医学物理学实验

一、端正学习态度，充分认识物理学实验课的重要性

医学物理学实验课是学生接受系统科学实验训练的开端。通过实验训练使学生掌握物理实验的基本方法、基本知识和基本技能。

基本的实验方法和测量技术在实际工作中会经常用到，它也是复杂实验和测量的基础。所以，要弄清它的原理、适用条件、操作要领，通过实验训练，达到在实际应用中也能灵活运用的程度。而且还要通过从事科学实验的基本训练来培养学生科学实验的能力和素质。因此学生必须要有严肃、认真的学习态度。

医学物理学实验课的教学时数少，需掌握的内容多。因此，学生应充分利用短暂的实验课时间。实验前充分预习，实验中按实验要求合理进行实验操作，仔细观察、思考实验现象，正确记录实验数据，并对实验结果加以全面分析，实验结束后认真写好实验报告，认真上好每一次实验课。

二、做好实验课前准备

实验前应认真预习基本物理仪器的原理和使用方法，使之能够借助实验教材或仪器说明书，正确地使用仪器以及进行各种基本操作；培养一定的动手操作能力，能够解决实验中的一般性技术问题，排除实验中的简单故障；在一定的仪器设备条件下，通过努力，得出尽可能好的实验结果。只有在大学的医学物理学实验课课堂上，学生才有机会接触许多精密、贵重的物理实验仪器和设备。因此在实验过程中要创造更多的使用和熟悉物理仪器的机会，尽可能做到熟练操作，为掌握复杂的医疗仪器设备打下坚实的基础。

三、要注意养成良好的实验习惯，确保安全第一

良好的实验习惯是培养学生综合素质的重要组成部分，需要经过很多实验的总结、反思、回顾，以及实验中的不断磨炼才能形成。首先根据实验场所的环境和实验所需的器材，正确合理地安排好各种装置、电源及导线的位置，做到实验线路一目了然，实验材料不能随意摆放。尽可能减少实验过程中可能发生的人为故障，使实验得以准确、无误、顺利进行。特别是进行电学实验时，要养成安全用电的习惯，对每一个连接点都要确保完好连接。否则线路中只要有一个点虚接，就会浪费大量时间去反复检查线路，使实验不能顺利进行，甚至使整个实验得到错误的结论。

四、要注意掌握实验中所采用的基本测量方法

基本实验方法也是复杂测量方法的基础，实验过程中不但要理解其原理，同时要尽力熟悉和牢记，通过实验训练，达到在实际应用中能灵活运用的程度。

五、养成真实记录原始实验数据的习惯

字迹一定要清楚、整洁。对原始实验数据一定要实事求是地进行记录，要用钢笔或圆珠笔将原始数据、实验环境的温度、所使用仪器的名称、编号等准确无误地记在事先设计好的表格

和预习报告上。对于原始数据绝不能随意更改，有些学生在看到自己的实验结果与所预期的不相符合时便随意改动原始数据，这是物理实验的大忌。众所周知，历史上许多物理定律都是由于实验数据与根据已有理论所预期的结果不一致才得以发现。所以真实地记录原始数据是取得正确实验结果的前提。

六、培养对实验结果进行分析、判断的能力

分析能力是实验者最重要、最基本的素质，分析是科学思维的基本过程和方法，能使在实验过程中由观察得到的现象和信息所反映的本质及其变化规律得以显现和总结。通过对实验过程中的正常和反常现象的分析、测试故障的分析、仪器的分析、测试环境影响的分析、误差分析和测量结果的分析等，来培养学生的分析和综合能力。当实验结果与所预期的不相符时，先根据不符合程度的大小来判断问题可能存在的环节，加以改正后重做实验。若无法判断出问题的原因，则请教师帮助解决，从中学会如何判断和解决问题，从而提高判断分析问题的能力。

七、珍惜每次实验课的时间

有时在完成规定的测量内容后还有剩余的时间，这时不要忙于结束实验。首先重新回忆和检查一下自己的整个实验过程，分析一下实验可能存在的问题，找出本实验的关键步骤所在，怎样做才能使实验更准确。如果仍有剩余时间则多进行一些仪器的操作，进一步掌握仪器的原理和使用方法。

八、培养学生理论联系实际、实事求是的工作作风

实验过程中应养成严肃认真、一丝不苟的工作态度，积极主动的探索精神和遵守纪律、团结协作、爱护公物的优良品德。

第四节 医学物理学实验中常用的实验方法

物理实验方法是基本的实验方法，是学习与掌握其他科学实验方法的基础。

一、比 较 法

比较法是最基本和最重要的测量方法之一。这种方法就是把待测的物理量直接或者间接地与作为基准（或标准单位）的同类物理量进行比较。比较法可分为直接比较测量法和间接比较测量法。

（一）直接比较测量法

直接比较测量法是把待测物理量 X 与已知的同类物理量或者标准量 S 直接比较，这种比较通常要借助仪器或者标准量具，例如，用米尺来测量某一物体的长度就是最简单的直接比较法。其中最小分度毫米就是作为比较用的标准单位。

（二）通过平衡或零示测量进行直接比较

在使用天平称物体的重量时，利用天平这一仪器达到平衡状态，使待测量与标准件（砝码）直接比较，其测量结果的准确度受天平本身灵敏度的制约，只能接近砝码的精度。用惠斯通电

桥测量未知电阻就是平衡测量，平衡时检流计示零。

（三）间接比较测量法

当一些物理量难用直接比较法测量时，可以利用物理量之间的函数关系将待测物理量与同类标准量进行间接比较测量。例如，电流表是利用通电线圈在磁场中受到的电磁力矩与游丝的扭力矩作用达到平衡状态时，电流的大小与电流表指针的偏转量之间具有一定的对应关系而制成的，因此可用电流表指针的偏转量间接比较出电路中的电流强度。

二、转换测量法

如果知道某些物理量之间的相互关系和函数形式，就可以将一些不易测量的物理量转化成可以或易于测量的物理量来进行测量，此即转换测量法。它几乎渗透到力学实验的各个领域，是物理实验中常用的方法之一。寻求物理量之间的关系，是探索物理学奥秘的主要方法之一，也是物理学中常见的课题。转换测量法大致可分为参量转换测量法和能量转换测量法两大类。

（一）参量转换测量法

它利用各种参量在一定实验条件下存在着简单的换算关系来实现待测参量的转换测量。例如，测定钢丝的杨氏模量 E，是利用钢丝在线弹性范围内应力与应变成正比的规律，将待测量 E 用杨氏模量测定仪转换成对应变量 $\Delta L/L$ 与应力量 F/S 的测量，即通过测量 L、ΔL、F、S，利用公式 $E = (F/S)/(\Delta L/L)$，求出待测量。

参量转换测量在实用技术中亦有广泛应用，例如，当偏振光进入旋光物质后偏振面将发生旋转，其转角的大小与旋光溶液的浓度成正比，依此可制成测定糖溶液浓度的"量糖计"；用弹簧秤测物体质量，本质上是通过将其转换成测量物体重力来实现的。

（二）能量转换测量法

此法是利用换能器（又称传感器）将一种形式的能量转换成另一种形式的能量进行测量的。

（1）热电换测：它是将热学量转换成电学量进行测量的。热电偶即是利用温差电效应，吸收被测物体的热量并将其转换成电能，将温度测量转换成温差电动势的测量。

（2）磁电换测：这种方法利用半导体的霍尔效应，用霍尔电势的大小反映磁感应强度的大小，以霍尔电势的方向，判断磁感应强度的方向，是磁电换测中的方法之一。

（3）压电换测：它通过压力与电势间的变换进行测量。一些结构上不对称的晶体，或正常的晶体，由于切割而具有不对称结构，如石英、钛酸钡、酒石酸钾钠等，它们在特定方向上受压力时会发生极化，进而在两个端面出现电势差，这种现象称为压电效应。这个现象的逆效应是在这种晶片的特定方向上加上一定电压，晶体将发生弹性形变，称为电致伸缩效应。利用这种性质可制成压电传感器，实现压力与电势间的变换测量。

（4）光电换测：通过光通量的变化转换为电量变化再进行测量的方法称为光电换测，如常见的硅光电池、光敏二极管、光敏三极管、光电倍增管等皆为光电换测传感器（元件）。其中硅光电池可把光能直接转换为电能，其转换效率为12%，故可作为电源使用。

三、线性放大法

当待测量很小又无法使用宽度展延时，就必须考虑对其放大，而且必须线性放大，否则会失真。常见的放大方法有以下几种：

（1）机械放大：利用机械部件之间的几何关系使标准单位量在测量过程中得到放大，从而提高测量仪器的分辨率，增加了测量的有效数字的位数，如游标卡尺的读数原理。在游标盘的设计中，盘的半径做得越大，其分辨率会越高。螺旋测微器的原理等也属于机械放大。

（2）电磁放大：在电磁学物理量的测量中，鉴于被测量微弱，常需放大才便于检测。另外在非电量测量中将其转换成电学量再进行放大而测量，几乎成为科技人员的常用方法。例如，在光电效应测普朗克常量的实验中，测量电流时，仪器中设置了微电流放大器，否则就无法检测，这个例子是通过电子线路实现放大的。

此外，将待测电学量利用示波器或显像管将信号放大进行测量，不但能定性，而且可以定量，还兼有直观的优点。例如，示波器应用及电子束偏转实验的测量中即利用此类放大方法。

（3）光学放大：望远镜、读数显微镜及许多仪表中应用的"光杠杆"皆属于光学放大。光学放大有稳定性好、受环境干扰小的特点，几乎渗透到各个科研领域。

四、模 拟 法

模拟法是以相似性原理为基础，从模型实验开始发展起来的，研究物质或事物物理属性变化规律的实验方法。此法并不直接研究某物理现象或物理过程的本身，而是根据相似性原理人为地制造一个类似于被研究对象或者运动过程的模型来进行实验的。它可分为物理模拟法和数学模拟法。

（1）物理模拟法：若被模拟的物理过程与模拟的物理本质和过程是一致的，则称之为物理模拟法。例如，利用风洞对汽车进行气动力和气动力矩的测量、表面压强的测量，以及用"流槽"模拟预演河流的冲积作用等皆属于物理模拟法。

（2）数学模拟法：尽管两个物理量的物理本质和产生的物理现象或过程并不相同，但能用相同的数学表达式来反映它们的规律，这样，就可以用其中的一个物理过程来模拟另一个物理过程，这称为数学模拟法。例如，流体力学中，用液体的速度场模拟气体的速度场即属此种方法。

五、光的干涉、衍射法

干涉法是将一列行波分成两个或两个以上的波列，使它们在同一区域中叠加而形成稳定的干涉图样，通过对干涉图样的分析而对行波的特性进行研究的一种方法。在精密测量中，光的干涉、衍射法具有重要的意义。光的波长虽然很小，但干涉条纹间的距离或干涉条纹的数目却是可以计量的。因此，通过对条纹数目或条纹改变的计量，可以获得以波长为单位对光程差的计量。干涉法在引入全息摄影技术后已发展成一门新的技术——干涉计量技术。光的衍射原理和方法在现代物理实验方法中具有重要的地位。光谱技术与方法、X射线衍射技术与方法、电子显微技术与方法都与光的衍射原理与方法相关，它们已成为现代物理技术与方法的重要组成部分，在人类研究微观世界和宇宙空间中发挥着重要的作用。现介绍两种常见的基本干涉法。

（1）驻波法：驻波，是指两列纵波或两列具有相同偏振面的横波，以相同的频率，相近的振幅和恒定的相位差，彼此沿相反方向传播，叠加后形成的波。实验中常使传播遇到障碍物（或另一种介质的界面）而产生反射波，它与入射波叠加，相互干涉而形成驻波。此外，光学测量中广泛应用的"等厚干涉法"也是利用入射光波与反射光波相干形成驻波而进行测量的，它在检验工件的粗糙度和球面度、测量微小长度、角度等方面快捷而有效。

（2）衍射法：光波通过与其波长可以比拟的狭缝时会发生衍射现象。在波的衍射中，波场能量的分布，是连续的相干波源发出的波相互干涉的结果，所以衍射现象的本质，是一种特殊的干涉。衍射法是光学测试的一种重要方法，许多仪器是依此设计的。汞光源通过光栅衍射得到汞灯的光栅光谱，从而可求出各谱线的波长。该实验在一定程度上体现了光栅摄谱的思想，而光栅摄谱仪的分辨率是很高的，用于确定与分析发光物质的成分是十分快速、便捷的。

六、测量宽度展延法

当待测量的数量级与测量仪器的误差较接近时，其测量数据是不可信的。如何改进测量方法，增加测量值的有效数字，从而提高测量的精度呢？宽度展延法将在一定程度上解决这一问题。

如欲测某均匀细丝的直径，可将其并排密绕 100 匝，测量出其宽度而求出。又如在单摆测重力加速度实验及三线摆测转动惯量实验中，测量摆的周期时，采用测量 10 个或 50 个周期的时间来求周期。这种在不改变待测物理量性质的情况下，将待测量延展若干倍，从而增加了待测量的有效数字位数，降低了测量值的相对误差的方法称为测量宽度展延法。

七、仿 真 法

仿真法是利用计算机编程和 3D 动画等模拟（仿真）真实实验装置的结构、功能和实验环境，通过电脑进行相关实验操作。通过实验操作，既能加强学生对实验的物理思想和方法、仪器的结构及功能原理的理解，又能对仪器的操作方法进行训练，可以达到实际实验难以实现的效果；实现了培养设计思考能力、比较判断能力、动手能力，学习实验技能，深化物理知识的目的。另外，它还有无真实装备的损坏、使用成本低、利于资源共享等优点。

上述几种基本实验方法，在医学物理学实验及科学研究中都有着广泛的应用。在具体的实验中，往往需要把几种方法结合起来应用。因此，实验者只有对各种实验方法有深刻的了解，才能在今后的学习和工作中熟练应用。

（王晓东）

第二章　实验误差及数据处理

物理实验的目的不仅要定性地观察各种物理现象和发现、验证物理规律，更重要的是要定量测定，找出有关物理量之间的关系，对实验中测得的大量数据必须经过正确地记录和处理才能得出正确的结论。本章将介绍一些物理量测量的基本知识、实验误差与数据处理、实验不确定度评定、有效数字及其运算、数据记录的制表法、作图法等。

第一节　物理量的测量及实验误差与数据处理

任何测量和实验都受到误差的影响，估算并分析误差是科学实验过程中极为重要的组成部分。有关误差理论及其应用已发展成为一门专门的学科，作为进行科学实验基本训练的物理实验课，必须赋予学生正确的、基本的误差理论知识，它包含误差的成因、减小测量误差的基本方法及其分类，以及误差的估算与测量结果的正确表达。本节讲的是基础的误差理论，它为物理实验而写，并适用于其他实验过程，是一切实验的基础知识。

一、测量与误差

（一）测量及其分类

物理实验内容包括两个重要的方面：一是对物理现象的细致观察；二是对物理量的精确测量。观察是对现象的定性了解，测量是定量的研究。测量是物理实验的基础，研究物理现象、了解物质特性、验证物理原理都要进行测量。

所谓测量就是将待测量与规定的同类标准单位量相比较，在允许的误差范围内测得该待测量的大小。例如，长度的单位是米、厘米和毫米；质量的单位是千克、克和毫克；电流强度的单位是安培、毫安和微安；时间的单位是秒、毫秒和微秒等，而且每一个测量值都是由数值（倍数）与单位构成的。

根据获得测量结果的方法不同，测量可分为直接测量和间接测量。直接测量是指某些待测量直接从仪器上读出。例如，用米尺测物体的长度，用天平测物体的质量，用电流计测量线路中的电流，用秒表测量时间等都是直接测量。间接测量是指许多待测量往往不能直接测得，需要利用直接测量的量与待测量之间的已知函数关系进行运算，从而得到该待测量的测量结果。例如，测量球体的体积 V 时，先直接测量球的直径 d，再经公式 $V = \pi d^3/6$ 计算出球体的体积。

根据测量条件的异同，测量可分为等精度测量和非等精度测量。实验中对同一待测量，用同一仪器（或精度相同的仪器），在同一条件下进行的各次测量是等精度测量，否则是非等精度测量。等精度测量的各个测得量的可靠程度是相同的。因此，只有等精度测量量才能进行误差计算。

（二）测量的数据

直接测量的数据是从仪器上直接读取的，因此直接测量的数据称为读数或原始数据，它是测量的原始依据。在实验中，原始数据必须边测量边记录，不得事后补记。

间接测量的数据是通过对直接测量的原始数据进行某种数学运算得到的，因此有时把间接测量得到的数据叫做得数。

（三）测量的误差及其分类

任何一个待测量在一定的条件下都存在确定的客观真实值，这个值称为该待测量的"真值"。实际测得的量称为测量值。任何测量仪器、测量方法、测量环境、测量者的观察力等都不能做到绝对严密，因此测得的结果只能准确到一定的程度，不能认为测量的结果就是它的真值，真值是不可能确切测得的。

测量误差就是测量值与真值之间的差值。实验证明：测量结果都有误差，误差自始至终存在于一切科学实验和测量的过程中。在实验中，每使用一种仪器，进行一次测量，都会引入误差。测量一个物理量用的仪器越多，引入误差的机会就越多，因此尽可能消除或减少分析测量中可能产生的误差，并对测量结果中未能消除的误差做出估算，是物理实验和其他科学实验必不可少的工作，为此我们必须了解误差的概念、特性、产生的原因和估算方法等有关知识。测量误差的来源是多方面的，就其性质而言可分为系统误差和偶然误差。

在一定的测量条件下做多次重复测量时，误差的数值和正负号有较明显的规律，这种误差称系统误差。系统误差产生的主要原因有：仪器本身的缺陷或没有按规定条件使用仪器（如天平臂不等、砝码的质量不准、仪器零点未校准等）；定理或公式本身不够严密或实验方法粗糙；实验者技术不够熟练，有不良习惯，使测量值总是有规律地朝某一方偏离真值等。因此系统误差又叫恒定误差，可以通过校准仪器、改进实验装置和实验方法或对测量结果进行理论上的修正而加以消除或尽可能减少。

偶然误差又称随机误差，是指在一定的测量条件下做多次重复的测量，误差出现的数值和正负号没有明显规律。这种误差是由许多不可预测的偶然因素造成的。例如，测量时外界温度或湿度的微小起伏、杂散电磁场的干扰、不规则的机械振动和电压的随机波动等使实验过程中的物理现象和仪器的性能时刻发生随机的变化，致使每一次测量值围绕着测量的平均值发生有涨落的变化。偶然误差的出现，就某一次测量值来说是没有规律的，其大小和方向都不能预知，但对一个量进行足够的多次测量，则会发现它们的偶然误差是按一定的统计规律分布的，并且正、负误差出现的机会相等。因此，增加重复测量的次数可以减少偶然误差，但是偶然误差是不可能消除的。

必须强调的是：误差与测量中的错误从根本上说是不同的。测量中的错误是由实验者在测量、记录或计算时读错、记错、算错或实验设计错误、操作不当等造成的。测量中的错误不是误差，它完全可以且必须避免。

（四）对测量结果的评价，精确度、正确度、精密度三者之间的关系

测量结果的正确度与精密度分别是系统误差和偶然误差的描述。从测量中可以知道，系统误差越大，测量结果对其真值的偏差也越大。通常将系统误差的大小作为反映正确度高低的定量指标。另一方面，对同一被测量做多次重复测量时，各测量值之间的接近程度是对测量值的精密度的描述。因此，在测量中偶然误差越大，多次重复测量同一被测量所得的各次测量值相互之间的偏离也越大，即越分散，表明测量值的精密度越低。可见偶然误差可以作为反映精密度高低的定量指标。精度又称精确度，用它来描述测量结果与真值的接近程度。精确度包含了正确度和精密度两方面的含义。只有当系统误差和偶然误差都小时才能认为精确度高。精确度描述了对同一被测量做多次重复测量时，所有测量值对其真值的接近程度及各测量值之间的接近程度。

正确度、精密度和精确度三者之间的关系可以用打靶时弹着点的分布情况来说明。如图2-1-1 所示，图中（a）显示弹着点集中，表示精密度高，即偶然误差小，但位置不正，所有弹着点均离靶心较远，表示有一较大的系统误差，正确度低；（b）显示弹着点较分散，表示精密度不如（a），但所有弹着点都在靶心附近，表示正确度较（a）高，即系统误差较（a）小；（c）显示

所有弹着点都集中于靶心，表示精密度和正确度都高，即偶然误差和系统误差均小，精确度高。

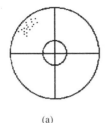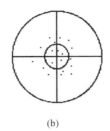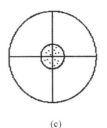

(a)　　　　　　　　　(b)　　　　　　　　　(c)

图 2-1-1　正确度、精密度、精确度的形象描述

二、系统误差的修正

在许多情况下，系统误差是影响测量结果精确度的主要因素，然而它又常常不明显地表现出来，因此，找出系统误差并设法修正它或消除它的影响是误差分析的一个重要内容。系统误差的表现各式各样，必须认真地研究和分析测量原理、仪器及装置的配置、仪器的调整和使用方法，测量条件的选择以及环境因素等与实验全过程有关的各个环节，采取适当的手段去消除系统误差对测量结果的影响。

下面简单介绍几种修正系统误差的方法。

（1）对理论公式进行合理地修正。

（2）严格遵守仪器、装置的调节要求和使用条件。

（3）采用特殊的测量方法。例如，用复称法消除天平臂长不等所引起的误差；用电桥测电阻时，采用比较方法，用标准电阻代替待测电阻使电桥重新达到平衡，这时标准电阻的数值就是待测电阻值，这样可避免桥臂的系统误差；对分光计则采用对称测量方法以消除偏心误差等。以上只介绍了几种较简单的分析、修正系统误差的方法，但系统误差的问题往往都是很复杂的，解决它的方法也多种多样，应该在实际工作中不断地学习和研究。

三、偶然误差的估计及测量结果的表示

现在我们假定在没有系统误差存在的情况下来讨论偶然误差问题。直接测量和间接测量都有误差，间接测量的数据依赖于直接测量，因此直接测量的误差也必然影响到间接测量的误差，二者之间存在一定的联系。我们首先讨论直接测量的误差，然后讨论间接测量的误差，最后介绍测量结果的表示法。误差的表示方法有两种：一种是绝对误差，一种是相对误差，二者存在一定的联系。

（一）直接测量的误差

1. 单次直接测量偶然误差的估计　实际工作中，有时测量不能重复，有时不需要精确测量，我们可采取一次测量并估计误差。估计误差要根据仪器上注明的仪器误差及测量条件来确定。没有注明仪器误差的仪器，可取仪器的最小分度的一半作为本次测量误差，例如，用米尺测量物体的长度，米尺的最小分度为 1mm 时，误差可取 0.5mm。从教学角度看，只做一次测量的误差值，可根据实验的不同情况及学生的实验技巧的高低来具体对待。

2. 多次测量偶然误差的估计

（1）以算术平均值代表测量结果。偶然误差在测量次数足够多的情况下服从统计规律，即测量值比真值大的概率和比真值小的概率几乎相等。在操作方法正确的情况下，各次测量的结果都应在真值附近。

设被测量的真值为 n，测量次数为 k，各次测量值分别为 N_1，N_2，$\cdots$，N_k，则各次测量值与真值之差分别为

$$\Delta n_1 = N_1 - n，\quad \Delta n_2 = N_2 - n，\quad \cdots，\quad \Delta n_k = N_k - n$$

根据前面的分析，这些差值有正有负，在测量次数足够多的情况下

$$\lim_{k \to \infty}(\Delta n_1 + \Delta n_2 + \cdots + \Delta n_k) = 0 \tag{2-1-1}$$

$$n = \lim_{k \to \infty} \frac{N_1 + N_2 + \cdots + N_k}{k} \tag{2-1-2}$$

式（2-1-2）表明无限多次测量值的平均值等于真值。

在实际测量中，实验次数总是有限的，当 k 为有限值时，式（2-1-1）不等于零，算术平均值也不等于真值，但接近于真值，测量的次数越多，就越接近于真值。算术平均值用 $\bar{N}$ 表示，即

$$\bar{N} = \frac{1}{k}\sum_{i=1}^{k} N_i = \frac{1}{k}(N_1 + N_2 + \cdots + N_i) \tag{2-1-3}$$

（2）标准误差。根据误差的定义可知真值不能确定，因此误差也只能估计。估计偶然误差的方法有很多种，最常用的是用标准误差来表示偶然误差。

设对某一物理量在测量条件相同的情况下进行 k 次无明显系统误差的独立测量。用测量值算术平均值 $\bar{N}$ 来表示测量结果。每一次测量值 N_i 与 $\bar{N}$ 之差称为偏差，记为

$$\Delta N_i = N_i - \bar{N}，\quad i = 1，2，\cdots，k \tag{2-1-4}$$

显然每次测量的偏差有正、有负、有大、有小，因而常用"方均根"对它们进行统计，得到的结果就是单个测量值的标准误差，用 σ 表示

$$\sigma = \sqrt{\frac{\sum_{i=1}^{k}(N_i - \bar{N})^2}{k-1}} \tag{2-1-5}$$

k 次测量结果的平均值 $\bar{N}$ 的标准误差 $\sigma_{\bar{N}}$ 为

$$\sigma_{\bar{N}} = \frac{\sigma}{\sqrt{k}} = \sqrt{\frac{\sum_{i=1}^{k}(N_i - \bar{N})^2}{k(k-1)}} \tag{2-1-6}$$

式（2-1-6）表示多次测量减小了偶然误差。

（3）算术平均误差。还有一种偶然误差的估计方法是算术平均误差，记为

$$\delta_N = \frac{1}{n}\sum_{i=1}^{k}\left|\delta_{N_i}\right| \tag{2-1-7}$$

式中 $\delta_{N_i} = N_i - \bar{N}$。

算术平均误差常用于误差分析、实验设计或做粗略的误差计算。

（二）间接测量的误差计算

很多实验中进行的测量都是间接测量。间接测量的结果是由直接测量结果根据一定的数学公式计算出来的。因此，直接测量结果的误差必然影响间接测量的结果，这种影响的大小也可以由相应的数学公式计算出来。表达各直接测量结果的误差与间接测量结果的误差之间的关系式称为误差传递公式。

1. 误差传递的基本公式 设间接测得量的数学表达式为

$$N = f(x, y, z, \cdots) \tag{2-1-8}$$

$x, y, z, \cdots$ 为独立的物理量（直接测得量）。对式（2-1-8）求全微分，有

$$dN = \frac{\partial f}{\partial x}dx + \frac{\partial f}{\partial y}dy + \frac{\partial f}{\partial z}dz + \cdots \tag{2-1-9}$$

把 $dN, dx, dy, dz, \cdots$ 看做误差，式（2-1-9）就是误差的传递公式。当 $x, y, z, \cdots$ 有微小改变 $dx, dy, dz, \cdots$ 时，N 改变 dN，通常误差远小于测量值。

有时把式（2-1-8）取对数后，再求全微分，有

$$\ln N = \ln f(x, y, z, \cdots) \tag{2-1-10}$$

$$\frac{dN}{N} = \frac{\partial \ln f}{\partial y}dx + \frac{\partial \ln f}{\partial y}dy + \frac{\partial \ln f}{\partial z}dz + \cdots \tag{2-1-11}$$

式（2-1-9）和式（2-1-11）就是误差传递的基本公式。其中式（2-1-9）中的 $\frac{\partial f}{\partial x}dx, \frac{\partial f}{\partial y}dy, \frac{\partial f}{\partial z}dz, \cdots$ 及式（2-1-11）中的 $\frac{\partial \ln f}{\partial x}dx, \frac{\partial \ln f}{\partial y}dy, \frac{\partial \ln f}{\partial z}dz, \cdots$ 中各项叫做分误差，$\frac{\partial f}{\partial x}, \frac{\partial f}{\partial y}, \frac{\partial f}{\partial z}, \cdots$ 或 $\frac{\partial \ln f}{\partial x}, \frac{\partial \ln f}{\partial y}, \frac{\partial \ln f}{\partial z}, \cdots$ 叫做误差的传递系数。由式（2-1-9）及式（2-1-11）可见：一个量的测量误差对于总误差的贡献，不仅取决于其本身误差的大小，还取决于误差传递系数。对于和、差的函数，直接应用式（2-1-9）；对于积商的函数，用式（2-1-11）更简洁合理。

2. 偶然误差的传递与合成　由分误差组合成总误差，就是误差的合成，误差的传递公式（2-1-9）和式（2-1-11）包含了误差的合成。

各个独立量测量结果的偶然误差，是以一定方式合成的。如果用标准误差代表偶然误差，它们的合成方式是方和根合成，根据式（2-1-9）及式（2-1-11）有

$$\sigma_N = \sqrt{\left(\frac{\partial f}{\partial x}\right)^2 \sigma_x^2 + \left(\frac{\partial f}{\partial y}\right)^2 \sigma_y^2 + \left(\frac{\partial f}{\partial z}\right)^2 \sigma_z^2 + \cdots} \tag{2-1-12}$$

$$\frac{\sigma_N}{N} = \sqrt{\left(\frac{\partial \ln f}{\partial x}\right)^2 \sigma_x^2 + \left(\frac{\partial \ln f}{\partial y}\right)^2 \sigma_y^2 + \left(\frac{\partial \ln f}{\partial z}\right)^2 \sigma_z^2 + \cdots} \tag{2-1-13}$$

常用函数的标准误差传递公式如表 2-1-1 所示。

表 2-1-1　常用函数的标准误差传递公式

函数表达式	标准误差传递（合成）公式
$N = x + y$	$\sigma_N = \sqrt{\sigma_x^2 + \sigma_y^2}$
$N = x - y$	$\sigma_N = \sqrt{\sigma_x^2 + \sigma_y^2}$
$N = x \cdot y$	$\frac{\sigma_N}{N} = \sqrt{\left(\frac{\sigma x}{x}\right)^2 + \left(\frac{\sigma y}{y}\right)^2}$
$N = \frac{x}{y}$	$\frac{\sigma_N}{N} = \sqrt{\left(\frac{\sigma x}{x}\right)^2 + \left(\frac{\sigma y}{y}\right)^2}$

函数表达式	标准误差传递（合成）公式
$N = \dfrac{x^k y^m}{z^n}$	$\dfrac{\sigma_N}{N} = \sqrt{k^2\left(\dfrac{\sigma_x}{x}\right)^2 + m^2\left(\dfrac{\sigma_y}{y}\right)^2 + n^2\left(\dfrac{\sigma_z}{z}\right)^2}$
$N = kx$	$\sigma_N = k\sigma_x,\ \dfrac{\sigma_N}{N} = \dfrac{\sigma_x}{x}$
$N = \sqrt[k]{x}$	$\dfrac{\sigma_N}{N} = \dfrac{\sigma_x}{kx}$
$N = \sin x$	$\sigma_N = \lvert\cos x\rvert\,\sigma_x$
$N = \ln x$	$\sigma_N = \dfrac{\sigma_x}{x}$

由表 2-1-1 可见：加减法运算用绝对误差平方和计算误差，乘、除法运算用相对误差平方和计算误差，都取正号。归纳起来求间接测量结果误差（标准误差的方和根合成）的步骤为如下。

（1）对函数求全微分（或先取对数再求全微分）。

（2）合并同一变量的系数。

（3）用标准误差代替微分项，求平方和。

科学实验中一般都采用方和根合成法来估计间接测量结果的偶然误差。如果系统误差是主要的，且其符号又不能确定，则不必区分系统误差和偶然误差，或假定偶然误差是在极端条件下合成的，我们将对式（2-1-9）和式（2-1-11）中各项取绝对值相加，即

$$\Delta N = \left\lvert\dfrac{\partial f}{\partial x}\right\rvert\Delta x + \left\lvert\dfrac{\partial f}{\partial y}\right\rvert\Delta y + \left\lvert\dfrac{\partial f}{\partial z}\right\rvert\Delta z + \cdots \tag{2-1-14}$$

$$\dfrac{\Delta N}{N} = \left\lvert\dfrac{\partial \ln f}{\partial x}\right\rvert\Delta x + \left\lvert\dfrac{\partial \ln f}{\partial y}\right\rvert\Delta y + \left\lvert\dfrac{\partial \ln f}{\partial z}\right\rvert\Delta z + \cdots \tag{2-1-15}$$

这种方法是误差的算术合成法，常用在误差分析、实验设计或做粗略的误差计算中。常用函数的算术合成误差传递公式如表 2-1-2 所示。

表 2-1-2　常用函数的算术合成误差传递公式

函数表达式	算术合成误差传递公式
$N = x + y$	$\Delta N = \Delta x + \Delta y$
$N = x - y$	$\Delta N = \Delta x + \Delta y$
$N = x \cdot y$	$\dfrac{\Delta N}{N} = \dfrac{\Delta x}{x} + \dfrac{\Delta y}{y}$
$N = \dfrac{x}{y}$	$\dfrac{\Delta N}{N} = \dfrac{\Delta x}{x} + \dfrac{\Delta y}{y}$
$N = \dfrac{x^k y^m}{z^n}$	$\dfrac{\Delta N}{N} = k\dfrac{\Delta x}{x} + m\dfrac{\Delta y}{y} + n\dfrac{\Delta z}{z}$
$N = kx$	$\Delta N = k\Delta x,\ \dfrac{\Delta N}{N} = \dfrac{\Delta x}{x}$
$N = \sqrt[k]{x}$	$\dfrac{\Delta N}{N} = \dfrac{\Delta x}{kx}$

公式中每一项都取正值。加、减法运算用绝对误差相加计算误差，乘、除法运算用相对误差相加计算误差。

（三）测量结果的表示——绝对误差和相对误差

（1）绝对误差：通常把测量结果写成 $N \pm \Delta N$，其中 N 是测量值，它可以是一次测量值，也可以是多次测量的平均值 $\bar{N}$，ΔN 是绝对误差。对多次测量的结果，一般用 $\bar{N} \pm \sigma_{\bar{N}}$ 代表 $N \pm \Delta N$。例如，测得一长度为 $L = (7.04 \pm 0.06)\text{cm}$，它并不表示 L 只有 $(7.04+0.06)\text{cm} = 7.10\text{cm}$ 和 $(7.04 - 0.06)\text{cm} = 6.98\text{cm}$ 两个值，而是表示 L 在 7.04cm 附近正、负 0.06cm 的范围内包含真值的一定的可能性（概率）。因此，不排除多次测量中有部分测量值在 $N \pm \Delta N$ 以外。不同的估计方法得到的 ΔN 表示在 $N \pm \Delta N$ 范围内包含真值的不同的概率；或者说对于不同的置信度，ΔN 的大小是不同的。

（2）相对误差：绝对误差可以说明测量结果的误差范围，但不能更客观地反映测量的准确程度。例如，测量某物体长度的平均值为 1.000m，绝对误差为 1mm，测另一物体长度的平均值为 1.0cm 绝对误差也为 1mm。但误差对于平均值的百分比，前者小于后者，显然前者测量的准确程度高于后者。为此引入相对误差的概念，用 E 来表示

$$E = \frac{\Delta N}{N} \times 100\% \quad \left(即等于 \frac{\sigma}{N} 或 \frac{\sigma_{\bar{N}}}{N} \times 100\% \right) \tag{2-1-16}$$

有时被测量的量有公认值或理论值，则用百分误差加以比较

$$百分误差 = \frac{|测量值 - 理论值|}{理论值} \times 100\% \tag{2-1-17}$$

相对误差与绝对误差之间的关系是

$$\Delta N = N \times E = N \times \frac{\Delta N}{N} \tag{2-1-18}$$

考虑到相对误差，测量结果应表示为

$$N' = N \pm \Delta N = N(1 \pm E) \tag{2-1-19}$$

则多次测量结果表示为

$$N = \bar{N} \pm \sigma_{\bar{N}} = \bar{N}\left(1 \pm \frac{\sigma_{\bar{N}}}{\bar{N}} \right) = \bar{N}(1 \pm E) \tag{2-1-20}$$

一般情况下相对误差可取两位数字。

由误差传递公式可以看出，间接测量量为和、差的函数时，应先计算绝对误差，而当间接测量量为积、商的函数时，应先计算相对误差，这将给误差计算带来很大的方便。

【例1】 用单摆测定重力加速度的公式为 $g = \dfrac{4\pi^2 l}{T^2}$，今测得 $T = (2.000 \pm 0.002)\text{s}$，$l = (100.0 \pm 0.1)\text{cm}$。试求重力加速度 g 及其标准误差 σ_g 与相对误差 E_g。

解 已知 $g = \dfrac{4\pi^2 l}{T^2}$，按误差传递公式，$g$ 的绝对误差为

$$\sigma_g = \sqrt{\left(\frac{\partial g}{\partial T} \right)^2 \sigma_T^2 + \left(\frac{\partial g}{\partial l} \right)^2 \sigma_l^2} = \sqrt{\left(-\frac{8\pi^2 l}{T^3} \right)^2 \sigma_T^2 + \left(\frac{4\pi^2}{T^2} \right)^2 \sigma_l^2}$$

$$= \sqrt{\frac{16\pi^4}{T^4}\left(\frac{4l^2}{T^2} \sigma_T^2 + \sigma_l^2 \right)} = \frac{4\pi^2}{T^2}\sqrt{\frac{4l^2}{T^2} \sigma_T^2 + \sigma_l^2}$$

$$= \frac{4\times3.142^2}{2.000^2}\sqrt{\frac{4\times100.0^2}{2.000^2}\times0.002^2+0.1^2} \approx 2.2(\text{cm}\cdot\text{s}^{-2})$$

$$g = \frac{4\pi^2 l}{T^2} = \frac{4\times3.142^2\times100.0}{2.000^2} \approx 987.2(\text{cm}\cdot\text{s}^{-2})$$

绝对误差一般取一位，测量结果最佳值的末位数应与绝对误差的位数对齐。因此，g 的测量结果应表示为

$$g = (987\pm2)\text{cm}\cdot\text{s}^{-2}$$

g 的相对误差为

$$E_g = \frac{\sigma_g}{g}\times100\% = \frac{2.2}{987.2}\times100\% \approx 0.22\%$$

四、电学测量的仪表误差

电学测量的仪表误差，一方面决定于仪表结构的完善程度，叫做仪表的基本误差，另一方面决定于仪表的安装是否合理，是否调试正常。我们主要讨论仪表的基本误差。设仪表刻度的任一标称值为 N_i，其与真值间的绝对误差为 ΔN_i，其中误差最大者为 ΔN_m。用 N_m 表示仪表刻度尺的满刻度读数（等于量程），则仪表的基本误差 α 记为

$$\alpha = \frac{\Delta N_m}{N_m}\times100\% \tag{2-1-21}$$

仪表的基本误差是划分仪表准确度等级的依据。国家规定的准确度分为 0.1 级、0.2 级、0.5 级、1 级、1.5 级、2.5 级、5.0 级七级。这些相应的等级数字表示仪表的基本误差。例如，0.1 级仪表的基本误差为 0.1%，2.5 级仪表的基本误差为 2.5%。

在使用电学仪表时，最大误差范围 ΔN_m 可由式（2-1-21）得出

$$\Delta N_m = N_m \cdot \alpha \tag{2-1-22}$$

式中，N_m 为选择的量程，α 由仪表等级确定。

测量的相对误差 E 也可求出。设量程为 N_m，某次测量值为 N_i，最大绝对误差为 ΔN_m，则相对误差为

$$E = \frac{\Delta N_m}{N_i} = \frac{\Delta N_m}{N_i}\cdot\frac{N_m}{N_m} = \frac{\Delta N_m}{N_m}\cdot\frac{N_m}{N_i} = \alpha\cdot\frac{N_m}{N_i} \tag{2-1-23}$$

此式说明，相对误差的大小与仪表的准确度级别 α 及量程大小成正比，与待测量的大小成反比。除了尽量选择准确度级别高的仪表外，在不超过最大测量值的前提下，尽量选择较小的量程来减小测量的误差。这里应强调选择量程的重要性，在仪表级别已确定的情况下，量程选得过小容易损坏电表，量程选择过大，又会使测量误差增大，二者必须兼顾。

一旦仪表的量程确定，就是如何从仪表上读取测量原始数据的问题。关键是如何确定有效数字的可疑位（有效数字的问题下面会讲到）。方法是，先由式（2-1-22）求出绝对误差 ΔN_m，再确定有效数字的可疑位及相对误差。

【例 2】 准确度级别为 0.1 级的万用电表，量程为 10V，仪表指示数为 8.26V，求其绝对误差、最后的读数及相对误差；如果万用电表的准确度级别为 1 级，量程和仪表的指示数均不变又如何？

解 绝对误差

$$\Delta N_m = N_m \cdot \alpha = 10\text{V}\times0.1\% = 0.01\text{V}$$

由此可确定读数的可疑位在百分位上，读数为 8.26V。

相对误差

$$E = \frac{\Delta N_m}{N_i} = \frac{0.01}{8.26} \approx 0.12\%$$

测量结果

$$U = (8.26 \pm 0.01)\,\text{V}$$

若仪表的准确度级别为 1 级，则 $\Delta N_m = N_m \cdot \alpha = 10\text{V} \times 1\% = 0.1\text{V}$，读数的可疑位在十分位，因而不能读 8.26V，而应读作 8.3V。

相对误差

$$E = \frac{\Delta N_m}{N_i} = \frac{0.1}{8.3} \approx 1.2\%$$

测量结果

$$U = (8.3 \pm 0.1)\,\text{V}$$

以上的计算表明，在仪表的指示数及量程均相同的条件下，仪表的级别不同，测量结果的可疑位、误差及最后读数均不相同。

五、有效数字及其运算

（一）有效数字的概念

当用仪器对某一物理量进行测量时，由于仪器精度（即仪器上的最小分度）的限制和读数无法完全准确等，所以只能读出其近似值。仪器的精度越高，它的最小分度值就越小。仪器的精度限制了测量的准确程度。例如，用米尺测量某一物体的长度，测得的值是在 4.6～4.7cm。若要再准确一点，就要在 0.1cm 以下进行估测读数。例如，估测的读数为 4.64cm，最后一位的"4"就是实验者用自己的眼睛估测的读数，显然不够准确。不同的实验者估计的数值也不一定相同，因此这个末位数就是可疑的数字，这一位叫可疑位，或称欠准确位，低于可疑位的数字是无意义的，要四舍五入。直接测量数据的可疑位就是仪器最小分度的下一位。

综上所述，把测量的数据记录到可疑位为止，这样的数据叫做有效数字。直接测量的有效数字决定于测量仪器的精度，有效数字的位数不能随意增减。

确定有效数字的位数时应注意的事项：

（1）有效数字与"0"的关系。测量数据末位的"0"记为有效数字，它表示这一位是可疑位。有效数字首部的"0"不记为有效数字。例如，用米尺测量物体的长度为 5.40cm = 0.0540m，二者均为三位有效数字。

（2）有效数字的位数与小数点的位置无关。同一数据用不同的单位，小数点的位置因单位而异，但有效数字的位数不变。例如，1500mm = 150.0cm = 1.500m；7530mA = 7.530A，均为四位有效数字。

（3）较大数和较小数的有效数字用科学记数法表示。例如，钠光波长为 0.00005890cm = 5890×10^{-8}cm。

（二）有效数字与误差的关系

在医学物理实验中，为简便起见，绝对误差一般只取一位数字，相对误差取两位。根据有效数字的定义，有效数字的最后一位是含有误差的，因此，确定测量结果有效数字位数的原则是：最后一位要与绝对误差所在的一位取齐。例如，电流 $I = (3.50 \pm 0.02)$A 的记录是正确的，$I = (3.5 \pm 0.02)$A 的记录是错误的。要确定测量结果的有效数字位数，首先应确定绝对误差的大小，然后按上述原则来判断。例如，某电流表最小分度为 0.01A，由于绝对误差为最小分度值的 1/10，因而应在小数点后第三位，测量时如果表针正好指在 1A 的刻度上，测量值应写成 1.000A，写成 1A、1.0A、1.0000A 等都是错误的。

有效数字与相对误差也有一定的关系。大体上说，有效数字位数越多，相对误差越小。两位有效数字，相对误差是 1/100～1/10，三位有效数字，相对误差是 1/1000～1/10，余类推。

有效数字不但反映了测量值的大小，而且反映了测量的准确程度。有效数字的位数越多，测量的准确度就越高，例如，用不同精度的量具，测量同一物体的厚度 d 时，用最小分度为 1mm 的钢尺测量，$d = 6.2$mm，仪器的误差 0.1mm，相对误差 $E = 0.1/6.2 \approx 1.6\%$；用 50 分度的游标卡尺测量 $d = 6.36$mm，仪器误差为 0.02mm，$E = 0.02/6.36 \approx 0.31\%$；用螺旋测微器测量 $d = 6.347$mm，仪器误差为 0.001mm，$E = 0.001/6.347 \approx 0.016\%$；由此可见有效数字多一位，相对误差 E 差不多要小一个数量级。

（三）有效数字的运算规则

有效数字的运算方法，是以误差理论为根据的。间接测量最终结果的有效数字位数，也由误差计算来判断。这种方法的原则是：准确数字与准确数字相运算结果得准确数字；可疑数字与准确数字或可疑数字与可疑数字相运算结果为可疑数字。在运算中，把每一个数据中的可疑位下面加一横线，以示清楚。在有效数字的运算中，计算的最终结果要求保留最高一位可疑位，在其后的数字小于 5 则舍去，大于 5 则进位，等于 5 时把可疑位数字凑成偶数。例如，计算结果为 12.45 和 1.35，最终结果就取 12.4 和 1.4。

下面介绍常用的有效数字运算规则：

（1）和、差的有效数字。测量数据经过加法或减法运算后的和或差的可疑位，应以参加运算的各数中可疑位最高者为准，例如

$$22.344 + 5.4 = 27.744 = 27.7, \quad 288.3 - 93.262 = 195.038 = 195.0$$

（2）积、商的有效数字。测量数据经乘法或除法运算后的积或商的有效数字位数，一般以参加运算的各数中位数最少者为准。例如，$4.325 \times 1.5 = 6.4875 = 6.5$。此外，在乘法运算过程中，向高位进位，可能会使积的有效数字位数在高位增加一位（准确位）。例如，3.11 与 4.1 相乘，按前面所述规则，积的有效数字位数应为两位，但此时积有进位，所以积的有效数字位数应取三位。

还必须指出：在求复合量时，如运算过程可分几步，则中间结果的有效数字应比根据运算规则所得的多保留一位，以免由于舍入过多影响最后结果的精确性。

（3）乘方与开方的有效数字。乘方与开方所得结果的有效数字位数与底数位数相同。例如，

$$5.25^2 \approx 27.6, \quad \sqrt{6.3} \approx 2.5$$

（4）三角函数和对数的有效数字。三角函数的有效数字位数与角度的有效数字位数相同；对数的有效数字位数与真数的有效数字位数相同，例如

$$\sin 30° = 0.50, \quad \lg 224 = 2.35$$

（5）常数和自然数的有效数字。常数和自然数对有效数字无影响：在运算公式中可能含有某些常数，如 $\pi, e, \sqrt{5}, 1/6$ 等，在运算中一般比测量值多取一位即可。自然数如 1，2，3 等对有效数字也无影响。

第二节　实验不确定度的评定

测量的目的是确定被测量的量值。测量结果的质量（品质）是量度测量结果可信程度的最重要的依据。测量不确定度就是对测量结果质量的定量表征，测量结果的可用性很大程度上取决于其不确定度的大小。所以，测量结果表述必须同时包含赋予被测量的值及与该值相关的测量不确定度，才是完整并有意义的。

表征合理地赋予被测量之值的分散性，与测量结果相联系的参数，称为测量不确定度。从词义上理解，"不确定度"即怀疑或不肯定，因此，广义上说，测量不确定度意味着对测量结果可信性、有效性的怀疑程度或不肯定程度。实际上，由于测量不完善和人们认识的不足，所得的被测量值具有分散性，即每次测得的结果不是同一值，而是以一定的概率分散在某个区域内的多个值。虽然客观存在的系统误差是一个相对确定的值，但由于我们无法完全认知或掌握它，所以只能认为它是以某种概率分布于某区域内的，且这种概率分布本身也具有分散性。测量不确定度正是一个说明被测量之值分散性的参数，测量结果的不确定度反映了人们在对被测量值准确认识方面的不足。即使经过对已确定的系统误差的修正后，测量结果仍只是被测量值的一个估计值，这是因为，不仅测量中存在的随机因素将产生不确定度，而且，不完全的系统因素修正也同样存在不确定度。

不要把误差与不确定度混为一谈。测量不确定度表明赋予被测量之值的分散性，是通过对测量过程的分析和评定得出的一个区间。测量误差则是表明测量结果偏离真值的差值。经过修正的测量结果可能非常接近于真值（即误差很小），但由于认识不足，人们赋予它的值却落在一个较大区间内（即测量不确定度较大）。

一、有关不确定度的几个基本概念

（1）不确定度。说明测量结果的参数，用以表征被测量真值的散布性，用符号 U 表示。

（2）A 类不确定度。由观测列的统计分析评定的不确定度。其标准不确定度称为 A 类标准不确定度，它的分量用符号 ΔA 来表示。

（3）B 类不确定度。由不同于观测列的统计分析评定的不确定度。其标准不确定度称为 B 类标准不确定度，它的分量用符号 ΔB 来表示。

测量不确定度从根本上改变了以往将测量误差分为偶然误差和系统误差的传统分类方法。按不确定度的获得方法，将可修正的系统误差修正后，把余下的全部误差划分为可以用统计方法评定的 A 类分量 ΔA 及以估算方法评定的 B 类分量 ΔB。两类分量通常用方差合成方法得出总不确定度 U，即

$$U = \sqrt{(\Delta A)^2 + (\Delta B)^2} \tag{2-2-1}$$

应当注意的是，不确定度和误差是两个完全不同的概念，它们之间既有联系，又有本质区别。误差是个理想概念，常用于定性地描述理论和概念，而不确定度是有一定置信概率的误差限值的绝对值。在物理实验教学中，我们用不确定度来评价测量质量，进行定量计算，但在实验的设计、分析处理中，常需要进行误差分析。

二、不确定度的评定方法

1. A 类分量的评定　　A 类不确定度分量是用统计方法得出的，一般可用贝塞尔法：当对某一物理量 a 做几次等精度的独立测量时，得 $x_1, x_2, \cdots, x_n$，则测量列标准误差估计值的贝塞尔公

式为

$$\sigma = \sqrt{\frac{1}{n-1}\sum_{i=1}^{n}(x_1 - \overline{x})^2} \qquad (2\text{-}2\text{-}2)$$

算术平均值 $\overline{x}$ 的标准不确定度为

$$\Delta A_x = \sigma_{\overline{x}} = \frac{1}{\sqrt{n}}\sigma \qquad (2\text{-}2\text{-}3)$$

此外，A 类标准不确定度也可用其他有统计学根据的方法计算，如最小二乘法、极差法等。

2. B 类分量的评定 B 类不确定度分量不能用统计法算得，需要采用其他方法。其中最常用的方法是估计法。在这里我们只介绍估计极限误差 Δ，并了解其误差分布规律的 B 类不确定度分量的评定。

在实际测量中，有些量是随时间而变化的，无法进行重复测量，也有些量因为对它的测量精度要求不高，没有必要进行重复测量，这些都可按单次测量来处理。

为了估算单次测量的不确定度，首先要估算出所有仪器的极限误差 Δ，它是仪器示值与真值间可能存在的最大误差，置信概率为 99.73%（也可看成是 100%）。在正确使用仪器的条件下，任一测量值的误差均不大于 Δ。为使 ΔA 的置信概率与 ΔB 一致，相应的不确定度为

$$\Delta B = \frac{1}{C}\Delta \qquad (2\text{-}2\text{-}4)$$

C 为置信系数，它的取值与测量误差的分布状态有关。最常见的分布为正态分布，C 值取 3，则不确定度为

$$\Delta B = \frac{1}{3}\Delta \qquad (2\text{-}2\text{-}5)$$

在有些情况下服从均匀分布，C 值取 $\sqrt{3}$，则不确定度为

$$\Delta B = \frac{1}{\sqrt{3}}\Delta \qquad (2\text{-}2\text{-}6)$$

数字式仪表的读数误差及普通仪表读数的截尾误差都服从均匀分布。多次测量值相同，属截尾误差，也应视为均匀分布。若一时无法判断其分布状态，可按正态分布来处理。值得提出的是，在很多情况下，测量值的极限误差与实验者的素质有关。

三、测量结果不确定度的综合与表示

若测量结果含统计不确定度分量（A 类）与非统计不确定度分量（B 类），它们的表达值分别为 $\Delta A_1, \Delta A_2, \cdots, \Delta A_i, \Delta B_1, \Delta B_2, \cdots, \Delta B_i$。

当这些分量互相独立时，它们的合成不确定度表征值为

$$U = \sqrt{\sum(\Delta A_i)^2 + \sum(\Delta B_i)^2} \qquad (2\text{-}2\text{-}7)$$

用此式合成时，各分量必须具有相同的置信概率。

若测量值 $\overline{x}$ 不再含有应修正的系统误差，U 为测量的合成不确定度，则测量结果的最终表达形式是

$$X = \overline{X} \pm U$$

四、不确定度的传播

通常物理实验中的间接测得量,不能在实验中直接测得,需要在直接测量的基础上利用直接测得量与间接测得量之间的已知的函数关系运算而得到间接测得量的结果。如何将直接测得量的不确定度与其他信息的不确定度合成,以得到测量最后结果的不确定度,即间接测得量的不确定度,这就是不确定度的传播问题。

设间接测得量 N 与直接测得量 $x, y, z, \cdots$ 的函数关系为

$$N = f(x, y, z, \cdots)$$

则物理实验教学中简化计算间接测得量不确定度 $\Delta N(U)$ 的公式为

$$\Delta N(U) = \sqrt{\left(\frac{\partial f}{\partial x}\right)^2 (\Delta x)^2 + \left(\frac{\partial f}{\partial y}\right)^2 (\Delta y)^2 + \left(\frac{\partial f}{\partial z}\right)^2 (\Delta z)^2 + \cdots} \tag{2-2-8}$$

$$\frac{\Delta N}{N} = \sqrt{\left(\frac{\partial \ln f}{\partial x}\right)^2 (\Delta x)^2 + \left(\frac{\partial \ln f}{\partial y}\right)^2 (\Delta y)^2 + \left(\frac{\partial \ln f}{\partial z}\right)^2 (\Delta z)^2 + \cdots} \tag{2-2-9}$$

这里每一个直接测得量的不确定度 $\Delta x, \Delta y, \Delta z, \cdots$ 都应按前面讨论的方法和公式来计算。

第三节 实验数据的制表记录法、作图法

一、实验数据的列表记录法

在记录和处理实验数据时,将原始数据列成表格形式,有助于表示出有关物理量之间的对应关系,便于及时检查对比测量与运算过程中出现的问题,找出相关物理量之间规律性的联系及经验公式等,列表时应为表格加上名称,各栏目中均应标明符号所代表的物理意义,并标明单位;物理量的单位或量值的数量级应写在标题栏内,不要重复地记在每个数字的后面。表中数据要正确地反映出测量结果的有效数字。如果数据表中的物理量是函数关系,则自变量应升序或降序排列,例如,液体表面张力系数的测量记录于表 2-3-1。

表 2-3-1 液体表面张力系数的测量

测量次数	U_1/mV	U_2/mV	F/N	α/(N/m)
1				
2				
3				

二、实验数据记录的作图法

在物理实验中,为了直观地表示物理量之间的对应关系,常用作图法来表示。作图法一般应遵守以下规则。

(1)选定坐标。一般选用直角坐标系来作图,有时也可选用对数坐标来作图。用横坐标表示自变量,用纵坐标表示因变量,在坐标的末端标明坐标所代表的物理量及单位。根据自变量和因变量的最小值与最大值,选取合适的作图比例。

(2)选定标度并确定图名。根据测量数据的范围,分别对坐标轴进行标度,标度的数据的有效数字位数应与实验测量数据有效数字的位数相同,用"+"、"⊙"或"○"等符号来描绘

测量的数据点，同一条连线上必须用同一种符号，如果在同一张图纸上作多条连线时，那么每条连线应用不同的符号来表示数据点，以示区别。在图下方适当位置说明图所表示的物理量之间的关系。

（3）描点和连线。根据实验数据点的分布情况，先用削尖的铅笔在坐标纸上描点，再用绘图工具把各点连成光滑的直线或曲线，连线时应使描出的直线或曲线尽量贴近测量点，使数据点均匀地分布在连线两侧。

习　题

（1）举例说明什么是系统误差？什么是偶然误差？

（2）指出下列有效数字的位数。

①$L = 0.101mm$;

②$L = 0.1001m$;

③$g = 9.80665m/s^2$;

④$P = 1.013 \times 10^5 Pa$;

⑤$c = 3.00 \times 10^5 km/s$;

⑥$I = 0.0055A$;

⑦$u = 1.66 \times 10^{-27} kg$;

⑧$e = 1.602 \times 10^{-19} C$。

（3）根据下列有效数字判断测量仪器的精度。

①$0.050m$;

②$1.4507cm$;

③$5.05m$;

④$25.430A$;

⑤$36.66℃$;

⑥$2.675mm$;

⑦$0.0105g$;

⑧$1.105 \times 10^3 V$。

（4）指出下列各式中关于有效数字的错误。

①$m = 0.4050kg$ 是三位有效数字；

②$m = 1.4050g$ 是四位有效数字；

③$0.3A = 300mA$;

④$t = (10.60 \pm 0.4)s$;

⑤$L = (15000 \pm 200)m$;

⑥$(33.740 + 10.28 - 1.0036) = 43.0164$;

⑦$22.30 \times 12.3 = 27.43$;

⑧$3.212 \times 10^3 - 0.12 \times 10^2 = 32 \times 10^2$。

（5）下列各题所列数据均为有效数字，试按有效数字运算规则进行运算。

①$124.43 - 12.5 + 20.10$;

②$233 \times 31.24$;

③$0.28876 \div 0.0234$;

④$\dfrac{1}{2} \times 9.81 \times 2.0^2$;

⑤$\dfrac{(2.480 - 2.2) \times 5.898}{2.00}$;

⑥$\sqrt{625}$;

⑦$1.321 \times 10^{-3} + 0.0242$;

⑧$2.00 \times 4.00 + 50.0 \times 1.00 + 20 \times 0.1$。

（6）一个串联电路，五次测得通过电阻 R 的电流 I_i 分别为 0.212A，0.214A，0.208A，0.212A，0.211A，同时测得电阻两端相应电压降 U_i 分别为 42.22V，42.18V，42.20V，42.24V，42.28V。

求：①求出每次测得的电阻值；

②根据上述结果求电阻的平均值 $\bar{R}$ 及其绝对误差、相对误差，并写出测量结果。

（张淑丽）

第三章　基本物理实验

实验一　基本测量

【实验目的】

（1）掌握游标卡尺、螺旋测微器和读数显微镜的构造、原理及读数方法。

（2）通过测量金属球和金属凸凹物体的体积进一步加深对误差和有效数字概念的理解。

【实验器材】

游标卡尺、螺旋测微器、读数显微镜、金属小球、金属凸凹物体和金属丝等。

【实验原理】

长度测量是一切量度的基础，不仅在测量物体的长度时用到它，而且很多不是测量长度的仪器，其标度也是按照一定长度、弧度来划分的。例如，水银温度计测量温度、指针式电表测量电流、电压等。在科学实验中很多测量可归结为长度的测量，因此这方面的训练是十分必要的。

1. 游标卡尺　游标卡尺是一种利用游标提高测量精度的长度测量仪器，其构造如图 3-1-1 所示。由钢制的主尺 D、游标 F 和深度尺 C 三部分组成。主尺 D 是一根毫米分度尺，其上附有钳口 A 和刀口 B。游标上刻有等分刻度，其上附有钳口 A′和刀口 B′以及可沿主尺滑动的深度尺 C。锁紧螺钉 E 用来固定游标。游标有 10 分度、20 分度、50 分度几种。当钳口 A、A′密接时，刀口 B、B′对齐，深度尺 C 与主尺尾部也对齐，这时主尺上的"0"刻线与游标上的"0"刻线重合。测量物体外部尺寸时，可将物体放在 A、A′之间，用钳口轻轻夹住物体；测物体的内径或物体槽内长度时，可用刀口 B、B′；测量物体的槽或筒的深度时，可用深度尺 C。

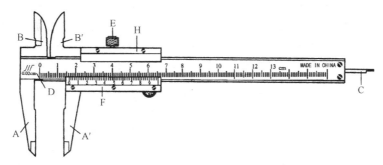

图 3-1-1　游标卡尺结构图

游标卡尺的规格有多种，其精度也不一样。若游标上有 n 个小分格，则主尺与游标的关系是：主尺上（$n-1$）个分格的长度等于游标上 n 个分格的长度。现以 50 分度的游标为例来说明其读数原理。50 分度的游标的总长度与主尺上 49 个最小分度总长相等，而主尺上每一个最小分度为 1mm，这样游标每个分度长为 49/50 = 0.98mm，主尺最小分度值与游标最小分度值之差为 1/50 = 0.02mm，则此游标卡尺的精密度是 0.02mm。在测量物体的长度时，设物体的长度为 L，使钳口 A、A′与物体两端紧密接触，此时游标的零刻线位于主尺的第 k 刻线与 $k+1$ 刻线之间，如图 3-1-2 所示，则有 $L = kx + \Delta L$。其中 x 为主尺的最小分格长度，ΔL 为物体长度值的小数部分（以毫米计）。因为游标的分度与主尺的分度不相等，游标上必然有第 n 根刻线与主尺

上某刻线重合，则

$$\Delta L = n \cdot \frac{x}{m} \tag{3-1-1}$$

式中，m 为游标上分格总数，所以

$$L = k \cdot x + n \cdot \frac{x}{m} \tag{3-1-2}$$

式中，$\frac{x}{m}$ 为游标卡尺的精密度。

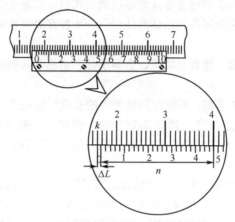

图 3-1-2　游标卡尺读数法

综上所述，游标卡尺的读数方法可归纳如下：先读出游标零刻线前主尺上的分格数 k，然后观察游标尺上哪一刻线与主尺某一刻线对齐，读出此时游标刻线的分度数 n，物体的长度即可由式（3-1-2）求得。

游标卡尺是常用的精密量具，使用时要观察主尺和游标的分度，确定其精密度。然后检查游标的零刻线与主尺的零刻线是否重合，如二者重合，测量时所读出的数值就是被测物体的长度。如二者不重合，则二者有一个微小差值，称为游标卡尺的零点差值（零误差）。当游标上的零刻线在主尺零刻线右侧时，且游标第 n 条刻度线与主尺上某条刻度线对齐时，则零点差值为 $L_0 = n \cdot \frac{x}{m}$；当游标上的零刻线在主尺零刻线的左侧，且游标第 n 条刻度线与主尺上某条刻度线对齐时，则零点差值为：$L_0 = n \cdot \frac{x}{m} - x$，零点差值的"正"或"负"可以用坐标法判断：即以主尺上的零刻度线为纵坐标，当游标上的零刻度线在主尺上零刻度线（y 轴）的左侧时为负值；在（y 轴）右侧时为正值。物体长度的测量值应该是读数值减去零点差值。

2. 螺旋测微器（千分尺）　螺旋测微器是一种利用测微螺杆的角位移转变为直线位移来测量物体长度的测量仪器，其构造如图 3-1-3 所示。它是由 U 形尺架 F、固定测砧 E、测微螺杆 A、固定套筒 D、微分套筒 C、棘齿轮旋柄 B 和锁紧螺栓 G 等组成的。测微螺杆 A 与具有 50 分度的微分套筒 C 及棘齿轮旋柄 B 连在一起，固定套筒上有一水平横线，水平横线的上、下方相隔 0.5mm 刻一条线，下面为半毫米读数，上面为整毫米读数。当螺杆顺时针旋转一周时，测微螺杆和微分套筒沿轴线方向前进 0.5mm，因此当微分套筒转过一个分度时，螺杆本身就前进或后退（1/50×0.5）mm = 0.01mm。另外从微分套筒上还可以估计一位数，即可读到 0.001mm 位，这就是千分尺的由来。

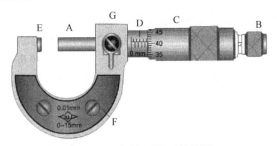

图 3-1-3 螺旋测微器结构图

在测量物体长度时，应先将测微螺杆 A 退开，把被测物体放在测砧 E 和测微螺杆 A 之间，当测砧面和测杆的端面与被测物体的端面临近接触时，慢慢转动棘齿轮旋柄 B，当听到"咔、咔"的声响时，应停止转动，此时进行读数。

具体读数方法如下：首先读出固定套筒 D 上的读数，再读出微分套筒 C 上的读数，需要估计到最小分度值的 1/10，即 0.001mm，然后将二者相加，所得的读数即为该物体的长度。如图 3-1-4（a）所示，读数为 1.152mm。

在使用螺旋测微器前同样要确定其零点差值。当测微螺杆 A 和测砧 E 相接触时，微分套筒 C 的边缘若与固定套筒 D 的零刻线对齐，如图 3-1-4（b）所示，则零点差值为 0.000mm；如固定套筒 D 的水平横线与微分套筒 C 的零刻线上方的第三条分度线对齐，如图 3-1-4（c）所示，则零点差值为＋0.102mm；如固定套筒 D 的水平横线与微分套筒 C 的零刻线下方的第二条分度线（也即第 48 分度线）相对齐，如图 3-1-4（d）所示，则零点差值为–0.096mm。用读数值减去零点差值，可得物体的实际长度。其零点差值也可用坐标法判断，即以微分套筒上的 0 刻线为 X 轴，当固定套筒 D 上的水平横线在微分套筒上的 0 刻线（x 轴）上方时为正值，在（x 轴）下方时为负值。

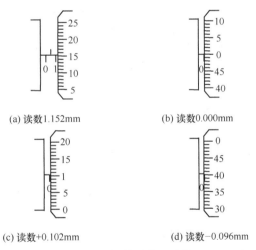

(a) 读数1.152mm
(b) 读数0.000mm
(c) 读数+0.102mm
(d) 读数−0.096mm

图 3-1-4 螺旋测微器读数

3. 读数显微镜 读数显微镜是可以测量微小长度的光学仪器，它的结构如图 3-1-5 所示，主要由显微镜和读数装置组成。

（1）结构：目镜 2 可用锁紧螺钉 3 固定于任一位置，棱镜室 19 可在 360°方向上旋转，物镜 15 用丝扣拧入镜筒内，镜筒 16 用调焦手轮 4 完成调焦。转动测微鼓轮 6，显微镜沿导轨作横向移动，利用锁紧手轮 I 7，将方轴 9 固定于接头轴十字孔中。接头轴 8 可在底座 11 中旋转、升降，用锁紧手轮Ⅱ10紧固。根据使用要求不同，方轴可插入接头轴另一十字孔中，使镜筒处于水平位置。压片13用来固定被测物体。反光镜旋轮12用来调节反光镜的方位。

（2）操作：将被测件放在工作台面上，用压片固定。旋转棱镜室19至合适位置，用锁紧螺钉18止紧，调节目镜，使分划板清晰；转动调焦手轮，从目镜中观察，使被测件成像清晰为止。调整被测件，使其被测部分的横面和显微镜移动方向平行。转动测微鼓轮，使十字分划板的纵刻线对准被测件的起点，记下此值（在标尺5上读取整数，在测微鼓轮上读取小数，此二数之和即是此点的读数）A，沿同方向转动测微鼓轮，使十字分划板的纵刻线恰好停止于被测件的终点，记下此值A'，则所测之长度计算可得$L = |A' - A|$。

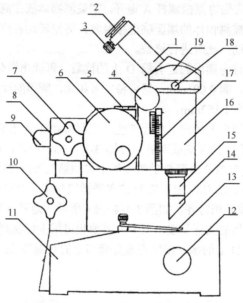

图 3-1-5　读数显微镜结构

1. 目镜接筒；2. 目镜；3. 锁紧螺钉；4. 调焦手轮；5. 标尺；6. 测微鼓轮；7. 锁紧手轮Ⅰ；8. 接头轴；9. 方轴；10. 锁紧手轮Ⅱ；11. 底座；12. 反光镜旋轮；13. 压片；14. 半反镜组；15. 物镜组；16. 镜筒；17. 刻尺；18. 锁紧螺钉；19. 棱镜室

【实验内容】

1. 用游标卡尺测量金属凸凹物体的体积

（1）读出游标卡尺的零点差值。

（2）用游标卡尺分别测量金属凸凹物体的不同部位，各测三次，读数记录在实验报告的表格中，并标明游标卡尺精密度及零点差值。

（3）分别求出各部位的平均值、绝对误差和平均绝对误差，将计算结果记录于表格中。

（4）根据体积公式和误差传递公式，求出金属凸凹物体的体积和相对误差。

2. 用螺旋测微器测量金属小球的体积

（1）读出螺旋测微器的零点差值。

（2）测量小球的直径D，共测三次。计算其平均值、绝对误差和平均绝对误差，将读数和计算结果记录于实验报告的表格中，并标明螺旋测微器的精密度和零点差值。

（3）根据公式$V = \dfrac{\pi D^3}{6}$和误差传递公式，求出金属小球的体积和相对误差。

3. 用读数显微镜测量金属丝的直径

（1）将细铜丝放在读数显微镜下，调节显微镜直至看到细铜丝清晰的像。

（2）转动物镜使分划板的一条刻线与标尺平行。

（3）旋转测微鼓轮使十字分划板的纵线与被测物的起点相切，读出此时的读数 X_1。

（4）再沿同一旋转方向旋转测微鼓轮，使十字分划板的纵线与被测物的终点相切，读出此时的读数 X_2。

（5）利用式（3-1-2）计算物体的长度。

（6）重复步骤（3）～（5）三次，求平均绝对误差和平均相对误差。

【注意事项】

（1）使用游标卡尺时，要先观察游标的分度，确定其精密度。然后闭合游标卡尺的钳口，读出零点差值。

（2）使用螺旋测微器时，应先观察螺杆的螺距和微分鼓轮的分度，确定其精密度，然后读出零点差值。

（3）实验完毕，游标卡尺的锁紧螺钉 E 及螺旋测微器的锁紧螺钉 G 要松开，螺旋测微器的测微螺杆 A 和固定测砧 E 及游标卡尺的钳口 A 和 A′ 都要离开一段缝隙以免受热膨胀而损坏量具。

（4）用读数显微镜测物体时要避免回轮误差。

【思考题】

（1）零点修正的目的是什么？

（2）游标卡尺和螺旋测微器读数的有效数字分别保留到哪一位？

（3）用读数显微镜测量时，为什么要求测微鼓轮沿同一旋转方向旋转，而不能来回旋转？

（4）为什么软弹簧的长度不能用游标卡尺或螺旋测微器来测量？

（5）如果要测量水泡的直径应用这三种测量工具的哪一种来测量？

（张淑丽　张立平）

实验二　液体黏滞系数的测量

一、落球法测量液体的黏滞系数

【实验目的】

（1）观察液体的黏滞现象。

（2）利用落球法测量液体的黏滞系数，加深对斯托克斯定律的理解。

【实验器材】

游标卡尺、螺旋测微器、玻璃量筒、直尺、镊子、小球、待测液体（甘油）、温度计、秒表和磁铁等。

【实验原理】

当物体在黏性液体中运动时物体表面会附着一层液体，这一液层与临近液层之间有内摩擦力，也称为黏滞力。如果物体是球形的，液体相对于球体作层流运动，由斯托克斯定律可知球体受到的黏滞阻力为

$$F = 6\pi\eta r v \tag{3-2-1}$$

式中，η 是液体的黏滞系数，r 是球体的半径，v 是球体相对于液体的运动速度。

如图 3-2-1 所示，当小球在黏滞性液体中下落时受到三个力的作用，即重力 ρgV、浮力 σgV

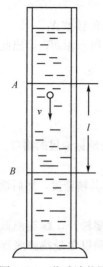

图 3-2-1 落球法装置

及黏滞力 F。其中 V 为小球体积，ρ 为小球密度，σ 为液体密度。在小球刚落入液体时重力大于浮力和黏滞力之和，故小球向下作加速运动。随着小球运动速度的增加，黏滞力 F 逐渐增大，当运动速度增加到某一值 v 时三力平衡，此时小球所受的合力为零。此后小球就以该速度 v 匀速下落。用方程式表示则为

$$\rho g V = \sigma g V + 6\pi\eta r v \tag{3-2-2}$$

$$\eta = \frac{\rho - \sigma}{6\pi v r} g V \tag{3-2-3}$$

把小球的体积 $V = \frac{4}{3}\pi r^3$ 代入式（3-2-3）得

$$\eta = \frac{2(\rho - \sigma)}{9v} \cdot g r^2 \tag{3-2-4}$$

上式成立的条件是小球在无限宽广的均匀液体中下落，但实验中小球是在内径为 D 的玻璃圆筒中的液体里下落，筒的直径和液体深度都是有限的，故实验时作用在小球上的黏滞阻力将与斯托克斯公式给出的不同。但当圆筒直径比小球直径大很多、液体高度远大于小球直径时，其差异是微小的。为此在斯托克斯公式后面加一项修正值 $1/\left(1 + 2.4\dfrac{d}{D}\right)$，就可描述实际上小球所受的黏滞阻力。式中 D 为玻璃量筒内径，d 为小球直径。

$$\eta = \frac{2r^2}{9v\left(1 + 2.4\dfrac{d}{D}\right)} \cdot (\rho - \sigma)g \tag{3-2-5}$$

【实验内容】

（1）将玻璃量筒内盛满待测液体（甘油），调节量筒，使其轴线垂直于水平桌面。

（2）用游标卡尺测量玻璃量筒内径 D，用直尺测出量筒上标号 N_1、N_2 间的距离 L。

（3）用螺旋测微器测量小球直径。

（4）用镊子夹起擦拭干净的小球，放于玻璃量筒内液面正中央处（为使小球表面能完全被所测甘油浸润，避免下落时带有气泡，先将小球在甘油中浸一下）。

（5）放开小球，用秒表计下小球匀速下落时分别经过 A、B 两刻线时的时刻 t 和 t'。

（6）更换小球，重复步骤（3）～（5）。

（7）读出甘油温度（即室温），查表确定 ρ、σ。

（8）求出每个小球下落的速度 $v = L/\Delta t = L/(t - t')$，进而计算相应的 η 值，写出测量结果。

（9）利用式（3-2-5）计算 $\eta_1, \eta_2, \cdots, \eta_n$，并求出 $\bar{\eta}$ 及其标准偏差 $\sigma_{\bar{\eta}}$。

（10）将 η 的结果表示成标准式。

【注意事项】

（1）玻璃仪器易碎，用时小心。

（2）实验时，甘油中应无气泡。

（3）A 点的选定应保证小球在通过 A 点之前已达到匀速运动。

（4）在计时过程中眼睛应保持在与小球水平的位置。

（5）实验完毕用磁铁慢慢将小球从量筒内吸出。

【思考题】

（1）为什么要强调小球沿量筒的轴线下落？

（2）斯托克斯公式的应用条件是什么？本实验是怎样去满足这些条件的？又是如何进行修正的？

二、转筒黏度计测量液体黏滞系数

【实验目的】

（1）了解黏滞现象的基本规律；

（2）掌握转筒黏度计测量液体黏滞系数的方法。

【实验器材】

转筒黏度计、游标卡尺、秒表、米尺、钩码和待测液体（甘油）。

【仪器介绍】

转筒黏度计的构造如图 3-2-2 所示，在一铁板底座上固定一直立的外筒和一与外筒等高的滑轮，外筒内装一个可以绕其轴转动的内筒，内筒轴上固定一个小轮，轮外缘绕一细线，线的另一端跨过滑轮悬挂钩码，内筒轴两端由尖螺钉支撑，在上面支撑架上装有一个内筒止动销，被测液体注入内外筒之间。

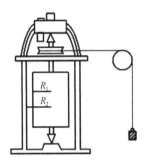

图 3-2-2　转筒黏度计

【实验原理】

在内筒转动时，由于液体的黏滞性，内筒侧面将受到一个黏性力矩 M_1 的作用，当内筒匀速转动时，这一黏性力矩应与钩码重力通过细线和滑轮对内转筒固定小轮上所加转矩 M_2 平衡。如果钩码质量为 m，内筒固定小轮半径为 r，在不考虑绕线质量和各轴承摩擦力的情况下，有 $M_2 = mgr$。若液体施于内筒的黏滞力用 F 表示，则为

$$F = \eta S \frac{\mathrm{d}v}{\mathrm{d}x} \tag{3-2-6}$$

式中，S 为内筒的表面积；$\mathrm{d}v/\mathrm{d}x$ 为沿速度增加方向的速度梯度；η 为液体的黏滞系数。

当内筒匀速转动时，若内筒单位时间转数为 n，内筒和外筒半径分别为 R_1 和 R_2，因固定的外筒内壁处流速为 0，则有

$$\frac{\mathrm{d}v}{\mathrm{d}x} = \frac{2\pi nR}{R_2 - R_1} \tag{3-2-7}$$

若内筒长度为 l，则内筒表面积 S 为

$$S = 2\pi R_1 l \tag{3-2-8}$$

内筒所受黏性力矩

$$M_1 = FR_1 \tag{3-2-9}$$

综合上面四式，有

$$M_1 = \eta \cdot 2\pi R_1 l \cdot \frac{2\pi nR_1^2}{R_2 - R_1} = \eta \cdot \frac{4\pi^2 R_1^3 ln}{R_2 - R_1} \tag{3-2-10}$$

由于 $M_2 = M_1$，故有

$$mgr = \eta \cdot \frac{4\pi^2 R_1^3 ln}{R_2 - R_1} \tag{3-2-11}$$

因为内筒上、下端面均有液体接触，因此，式（3-2-11）应加一修正项 M'，为

$$mgr = \eta \cdot \frac{4\pi^2 R_1^3 ln}{R_2 - R_1} + M' \tag{3-2-12}$$

若用不同质量 m_1 和 m_2 的钩码，则有

$$m_1 gr = \eta \cdot \frac{4\pi^2 R_1^3 ln_1}{R_2 - R_1} + M_1' \tag{3-2-13}$$

$$m_2 gr = \eta \cdot \frac{4\pi^2 R_1^3 ln_2}{R_2 - R_1} + M_2' \tag{3-2-14}$$

上两式相减，得

$$(m_2 - m_1)gr = \eta \cdot \frac{4\pi^2 R_1^3 l(n_2 - n_1)}{R_2 - R_1} + M_2' - M_1' \tag{3-2-15}$$

略去 $M_2' - M_1'$，得

$$\eta = \frac{(m_2 - m_1)gr(R_2 - R_1)}{4\pi^2 R_1^3 l(n_2 - n_1)} \tag{3-2-16}$$

式（3-2-16）中，R_1，R_2，r，l，n_1 和 n_2 均可测出（m_1 和 m_2 由实验室给出），故可通过该式求出待测液体的黏滞系数 η。

【实验内容】

（1）用游标卡尺测量 R_1，R_2，r，l 各五次，取相应的平均值。

（2）将挂有钩码的细线经过滑轮均匀地绕在小轮上，按下止动销将内筒固定。

（3）在内、外筒之间注入被测液体，直至内筒上表面恰好全部浸没在液体中为止。

（4）释放内筒，让其在钩码 m_1 重力的作用下，开始转动，待内筒达匀速转动时，测定内筒转动 N_1 圈所用的时间 t_1，算出单位时间内筒转数 n_1，测量五次，取平均值。

（5）改换质量为 m_2 的钩码，重复步骤（4），算出 n_2。

（6）利用式（3-2-16）计算 $\eta_1, \eta_2, \cdots, \eta_n$，并求出 $\overline{\eta}$ 及其标准偏差 $\sigma_{\overline{\eta}}$。

（7）将 η 的结果表示为标准式。

【思考题】

（1）转筒法测量液体黏滞系数的实验中，最主要的系统误差是什么？如何校正？

（2）如果不考虑修正项 M'，而由式 $\eta = \dfrac{mgr(R_2 - R_1)}{\dfrac{4\pi^2 R_1^3}{n}}$ 计算 η 值，并与由式（3-2-16）计算

出的 η 值比较，结果怎样？为什么说用式（3-2-16）计算出的 η 值所得结果误差较小？

（张立平　仇　慧）

实验三　液体表面张力系数的测量

【实验目的】

（1）了解硅压阻式力敏传感器张力测定仪的结构、测量原理和使用方法。

（2）掌握硅压阻式力敏传感器的定标方法。

（3）掌握用拉脱法测量室温下液体的表面张力系数。

【实验器材】

液体表面张力系数测定仪主机及实验调节装置、连接橡皮球的实验圆筒、圆形器皿、环状金属托盘、游标卡尺、蒸馏水、酒精、NaOH 溶液、镊子、砝码。

【实验原理】

液体的表面如张紧的薄膜，有收缩成表面积最小的趋势，说明液体表面存在着张力，这种张力称为表面张力。液体的表面张力系数是反映液体特性的一个重要的物理量，与液体的成分、纯度及温度等有关。在医学上，正常体液的表面张力系数起着重要的生理作用，对体液表面张力系数改变量的测试分析有实际的临床应用价值。例如，可以通过测量淋巴液、肺泡内组织液、唾液等体液的表面张力系数来诊断疾病。

测量液体的表面张力系数方法有很多，拉脱法是常用的方法之一。这种方法的特点是测量方法直观，概念清晰，可由仪器直接测量液体的表面张力。该方法对测量力的仪器要求较高，本实验采用硅压阻式力敏传感器张力测定仪对液体表面张力进行测量，它比传统的焦利秤、扭秤等灵敏度高，线性和稳定性好，测量结果更加准确，并且可由数字信号显示。

图 3-3-1 所示为液体表面张力系数测定实验装置，通过对一个已知周长的金属托盘从待测液体表面脱离所需的力的测量，求出该液体表面张力系数的方法叫做拉脱法。实验过程中，将内径为 D_1、外径为 D_2 的环状金属托盘悬挂在力敏传感器前面的挂钩上，然后把它浸入盛有待测液体的玻璃器皿中。反复挤压橡皮球使液体液面上升，当环状金属托盘下沿部分均浸入待测液体中时，松开橡皮球的阀门，这时液面缓慢往下降，这个过程中环状金属托盘就会拉起一个与液体相连的液膜。由于表面张力的作用，力敏传感器所受到的拉力逐渐增大，当达到某一值时，如果液面继续下降就会使液膜破裂，此时拉力 T 达到最大值，则 T 应当是环状金属托盘重力 G 与液膜拉引环状金属托盘的表面张力 F 之和，即

$$T = G + F \tag{3-3-1}$$

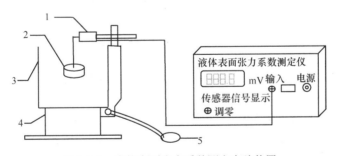

图 3-3-1　液体表面张力系数测定实验装置
1. 力敏传感器；2. 环状金属托盘；3. 圆形器皿；4. 装有待测液体的实验圆筒；5. 橡皮球

由于液膜有两个液面，且两液面的直径与环状金属托盘的内外径相同，考虑一级近似，表面张力 F 可以表示为

$$F = \alpha \cdot \pi (D_1 + D_2) \tag{3-3-2}$$

式中，α 是液体的表面张力系数；D_1，D_2 分别表示环状金属托盘的内径和外径。液体表面张力系数 α 可表示为

$$\alpha = \frac{F}{\pi (D_1 + D_2)} \tag{3-3-3}$$

贴在金属梁上的力敏传感器芯片是由四个硅扩散电阻集成的一个非平衡电桥，当外界压力

作用于金属梁时，在压力作用下，电桥失去平衡，此时就会有电压信号输出，输出电压 U 的大小和所加的外力 T 的关系可表示为

$$U = KT \qquad (3\text{-}3\text{-}4)$$

式中，K 为硅压阻式力敏传感器的灵敏度，单位为 V/N。

液膜破裂前的一瞬间受到的拉力 T_1 为

$$T_1 = G + F \qquad (3\text{-}3\text{-}5)$$

而液膜破裂后的瞬间所受到的拉力 T_2 为

$$T_2 = G \qquad (3\text{-}3\text{-}6)$$

由以上两式可知液体表面张力可表示为

$$F = T_1 - T_2 \qquad (3\text{-}3\text{-}7)$$

假设液膜破裂前一瞬间数字电压表的读数为 U_1，液膜破裂后的一瞬间数字电压表的读数为 U_2，则由式（3-3-4）和式（3-3-7）可得

$$F = T_1 - T_2 = \frac{U_1}{K} - \frac{U_2}{K} = \frac{U_1 - U_2}{K} \qquad (3\text{-}3\text{-}8)$$

将式（3-3-8）代入式（3-3-3）可得

$$\alpha = \frac{F}{\pi(D_1 + D_2)} = \frac{U_1 - U_2}{K\pi(D_1 + D_2)} \qquad (3\text{-}3\text{-}9)$$

【实验内容】

1. 力敏传感器灵敏度的测量　不同力敏传感器的灵敏度都有所不同，在测量液体表面张力系数之前，首先应该测量力敏传感器的灵敏度，主要方法如下。

（1）把实验装置的电源开关打开，预热 15min 左右。

（2）在力敏传感器的挂钩上挂好环状金属托盘，调节液体表面张力测定仪上的调零旋钮，使输出电压的示数为零。

（3）在金属托盘上分别加 0.5g，1.0g，1.5g，2.0g，2.5g，3.0g 等质量的砝码，记录相应的输出电压值 U。

（4）用最小二乘法作直线拟合，求出该力敏传感器的灵敏度 K。

2. 环状金属片的测量与清洁

（1）用游标卡尺分别测出环状金属托盘的外径 D_1 和内径 D_2。

（2）环状金属托盘表面清洁情况直接影响着测量的准确性，因此在实验前先把环状金属托盘浸入 NaOH 溶液中 1min 左右，然后用蒸馏水清洗干净。

3. 液体的表面张力系数的测量

（1）将待测液体倒入圆形器皿后，将器皿放入实验圆筒内；把环状金属托盘挂在力敏传感器的挂钩上，并使其尽量保持静止。

（2）反复挤压橡皮球使外部液体液面上升，当环状金属托盘下沿部分均浸入待测液体中时，松开橡皮球的阀门，这时液面缓慢下降，在环状金属托盘与液面间形成一环形液膜。注意观察环状金属托盘即将拉断液柱前一瞬间数字电压表读数值 U_1，拉断时瞬间数字电压表读数 U_2，并记录这两个数值。

（3）将实验数据代入式（3-3-9）中，计算出液体的表面张力系数。

（4）重复上述步骤，多次测量后取平均值，并与标准值进行比较。

【实验记录】

（1）力敏传感器灵敏度的测量。将力敏传感器灵敏度的测量数据填入表 3-3-1 中。经最小二乘法拟合得 $K=$＿＿＿＿mV/N，拟合的线性相关系数 $r=$＿＿＿＿＿。重力加速度按 $g=9.8\text{m/s}^2$ 计算。

表 3-3-1　力敏传感器灵敏度的测量

砝码/g	0.500	1.000	1.500	2.000	2.500	3.000
电压/mV						

（2）液体表面张力系数的测量。将液体表面张力系数的测量数据真入表 3-3-2。

表 3-3-2　液体表面张力系数的测量

	U_1/mV	U_2/mV	F/N	α/（N/m）
1				
2				
3				

环状金属托盘外径 $D_1=$＿＿＿＿＿cm，内径 $D_2=$＿＿＿＿＿cm，水的温度 $t=$＿＿＿℃，张力系数平均值 $\alpha=$＿＿＿＿N/m。

水的表面张力系数的标准值如表 3-3-3 所示。

表 3-3-3　水的表面张力系数的标准值

水的温度/℃	10	15	20	25	30
α/（N/m）	0.07422	0.07349	0.07275	0.07197	0.07118

【注意事项】

（1）实验之前，仪器须开机预热 15min。

（2）测量过程中环状金属托盘应严格处理干净，同时手指也不要接触待测液体。

（3）打气速度不可过快，液面应缓慢上升，不要让液体没过环状金属托盘的上表面。

（4）实验过程中尽量不要开窗，防止风大使环状金属托盘摆动导致测量不准确。

（5）尽量不要让液体产生波动，液膜必须被充分地拉伸开，同时注意保护玻璃器皿。

（6）在使用力敏传感器过程中用力要小，否则容易使力敏传感器损坏。

（7）实验结束后将环状金属托盘用清洁纸擦干并包好，放入干燥皿内。

【思考题】

（1）关于液体表面张力的测量方法还有哪些，并简述它们的优缺点？

（2）当环状金属托盘下沿部分均浸入液体中后，松开橡皮球的阀门，液面缓慢下降，数字电压表的示数如何变化？

（3）如果环状金属托盘没有处理干净，对实验会有什么影响？

（王　洁）

实验四　弦本征振动的观测

【实验目的】

（1）观察弦振动形成的驻波，加深对驻波和共振特点的了解。

（2）通过实验验证振动频率、驻波波长与弦线张力之间的关系。

【实验器材】

弦上驻波实验仪、分析天平、金属弦、滑轮、砝码盘及砝码、砝码盘、米尺。

【实验原理】

如图 3-4-1 所示，一根弦的一端系在振动簧片上，另一端系一砝码，砝码通过定滑轮在弦线上产生一定的张力。当可调频率数显机械振动源振动时，在弦线上激发从左到右传播的波，称为入射波，这列波传播到可动卡口支架时被反射，在弦线上又引起从右向左传播的波，称为反射波。一列持续的入射波与其反射波在同一弦线上沿相反方向传播时，将会相互干涉，移动卡口支架到适当位置，在弦线上就可以形成驻波。这时弦线上的波被分成几段，且每段波两端的点始终不动，而中间的点振幅最大。这些始终静止的点称为波节，振幅最大的点称为波腹。

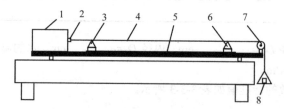

图 3-4-1　弦上驻波实验仪

1. 可调频率数显机械振动源；2. 振动簧片；3. 可动刀口支架；4. 金属丝弦线；5. 标尺；6. 可动卡口支架；7. 定滑轮；8. 砝码与砝码盘

对于一根两端被固定、柔软的、均匀的弦，只有两个固定端的距离等于弦线中横波对应的半波长的整数倍时，才能形成驻波，即有

$$L = n \cdot \frac{\lambda}{2} \quad 或 \quad \lambda = \frac{2L}{n} \tag{3-4-1}$$

式中，L 为弦长；λ 为驻波波长；n 为弦上驻波的波腹数。

横波沿着一条拉紧的弦线传播时，由运动方程和波动方程可得波速、弦线的张力、线密度间的关系为

$$V = f \cdot \lambda = \sqrt{\frac{T}{\rho}} \tag{3-4-2}$$

式中，V 为波在弦上的传播速度；ρ 为弦线的线密度；T 为弦线的张力，单位为 N。由式（3-4-1）和式（3-4-2）可知固有频率、弦长、张力、弦的线密度之间的关系为

$$f = \frac{1}{\lambda}\sqrt{\frac{T}{\rho}} = \frac{n}{2L}\sqrt{\frac{T}{\rho}} \tag{3-4-3}$$

由式（3-4-3）可以看出，对于一定的振动系统，其各分振动的固有频率可有一系列的值，如图 3-4-2 所示，当 $n=1$ 时，驻波只有一个波腹，此时的频率叫基频，它是弦线振动的最小频率值，用 f_0 表示；当 $n = 2,3,4,\cdots$ 时的频率叫谐频。

由式（3-4-2）可得

$$\lambda = \frac{1}{f}\sqrt{\frac{T}{\rho}} \qquad (3\text{-}4\text{-}4)$$

将式（3-4-4）两端取对数可得

$$\lg\lambda = \frac{1}{2}\lg T - \frac{1}{2}\lg\rho - \lg f \qquad (3\text{-}4\text{-}5)$$

由式（3-4-5）可以看出，弦线一旦选定，线密度 ρ 即为定值，在固定频率 f 不变的情况下，$\lg\lambda$ 和 $\lg T$ 成正比关系，在直角坐标系中绘出 $\lg\lambda$-$\lg T$ 图，得到一条斜率为 1/2 的直线；同理，保持张力 T 不变，$\lg\lambda$ 和 $\lg f$ 也成正比关系，在直角坐标系中绘出 $\lg\lambda$-$\lg f$ 图，可得到一条斜率为 1 的直线。

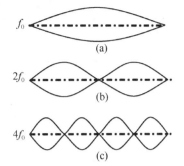

图 3-4-2　弦的自由振动的基频和谐频

【实验内容】

（1）观察驻波的形成和波形、波长的变化。安装调试实验装置，接通电源使振源振动，改变弦线长或砝码质量，观察波形、波长的变化情况。

（2）测量弦线的线密度。用米尺测出弦线的长度，再用天平测出弦线的质量，由此计算出弦线的线密度。

（3）当 f 不变时，验证波长 λ 与张力 T 的关系。向砝码盘中加入砝码，调整振源的频率，使其固定在 80～120Hz 内某一个值上不变，同时调整可动卡口的位置，使弦线出现振幅较大且稳定的驻波。用标尺测量 L 值，数出对应的半波数，即可算出波长 λ。递增砝码的质量，测出对应的波长，分别计算出 $\lg\lambda$ 和 $\lg T$ 的值，在二维直角坐标中用描点法作出 $\lg\lambda$-$\lg T$ 关系图，由所得图像来验证波长 λ 与张力 T 的关系。

（4）当 T 不变时，验证波长 λ 与波源振动频率 f 的关系。向砝码盘中加入一定质量的砝码，使张力 T 保持不变，使波源振动的频率在 60～160Hz 范围内递增，测出每次改变所对应的波长 λ。算出 $\lg\lambda$ 和 $\lg f$ 的值，在二维直角坐标中用描点法作出 $\lg\lambda$-$\lg f$ 关系图，由所得图像情况验证波长与频率的关系。

（5）实验数据及处理。

1）确定弦线的线密度，单位为 kg/m。

2）当 f 不变时，验证波长 λ 与张力 T 的关系。把实验测得的原始数据填入表 3-4-1 中，算出 λ，$\lg\lambda$，$\lg T$ 的值，并绘出 $\lg\lambda$-$\lg T$ 图。

表 3-4-1　波长（λ）与张力（T）的关系

次数	T	L	n	λ	$\lg\lambda$	$\lg T$
1						
2						
3						
4						
5						
6						

3）当 T 不变时，验证波长 λ 与波源振动频率 f 的关系。将测得的原始数据填入表 3-4-2 中，并计算出 L，n，λ，$\lg\lambda$，$\lg f$ 的值，绘出 $\lg\lambda$-$\lg f$ 关系图。

表 3-4-2 波长（λ）与波源振动频率（f）的关系

次数	f	L	n	λ	$\lg\lambda$	$\lg f$
1						
2						
3						
4						
5						
6						

【注意事项】

（1）实验中，为了准确求得驻波的波长，必须在弦线上调出振幅较大且稳定的驻波。

（2）在计算弦线张力 T 时，应注意 T 的大小应该是砝码的质量和托盘的质量之和。

（3）实验中，如果波源发生机械共振，则应减小振幅或改变波源的频率。

【思考题】

（1）为了使 $\lg\lambda$-$\lg T$ 直线图和 $\lg\lambda$-$\lg f$ 直线图上的数据点分布比较均匀，砝码盘中砝码质量及波源的振动频率应如何改变？

（2）调出稳定的驻波后，欲增加半波数的个数，应增加砝码还是减少砝码？应增加弦线的长度还是缩短弦线的长度？

（薛俭雷　柴　英）

实验五　人耳听觉听阈测量

【实验目的】

（1）掌握听觉听阈的测量方法。

（2）测定人耳的听阈曲线。

（3）了解人耳的痛阈曲线（必须在老师的辅导下完成）。

【实验仪器】

听觉听阈曲线测量实验仪、全频带头戴式耳机、半对数坐标纸等。

人耳听觉听阈测量实验仪由信号发生器、功率放大电路、频率计、数字声强指示表（dB 表）等组成。

调节衰减旋钮（含粗调和微调）可改变功率，从耳机中得到不同分贝的声音，衰减越多、声强级越小。用此仪器可测量人耳（左或右）对于不同频率、不同声强声音的听觉情况。本测量仪测得的声强（dB）指示是相对值，当测量者在 1000Hz 时，调节声强，使声强（dB）指示为 0（dB），然后调节校正旋钮，使自己刚刚能听到，此时声强为 0dB。该测量实验仪的声强指示范围为-5~55dB，只能满足实验室听阈测量。仪器面板如图 3-5-1 所示。

仪器设置键的使用说明：

（1）复位键。复位信号频率，仪器设定复位（初始）频率为 1000Hz。

（2）确认键。任何设置后必须按下确认键，设定的频率才能有效输出。仪器对设置频率值进行限制，如设置频率值高于 20000Hz，则输出有效频率只能为 20000Hz，如设置频率低于 20Hz 则输出有效频率只能为 20Hz。

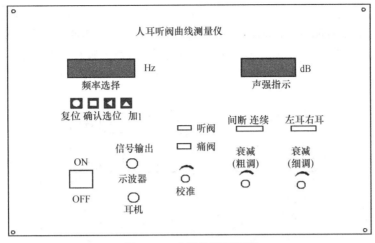

图 3-5-1 实验仪器面板图

（3）选位键。频率数字显示有五位，分别为个、十、百、千、万。选位键能按次序分别选中其中一位，被选中的一位数码管会闪烁，这时只能对闪烁的被选中的位进行修改操作，修改完成后，按下确认键闪烁就会停止，输出有效频率。

（4）加 1 键。对被选中的位的数字进行修改，按下加 1 键，就会对选中的位的数字进行加 1，每按 1 次数字加 1，依次改变数字为 0～9。

【实验原理】

能够在听觉器官引起声音感觉的波动称为声波，其频率范围通常为 20～20000Hz。描述声波能量的大小常用声强和声强级两个物理量。声强是单位时间内通过垂直于声波传播方向的单位面积的声波能量，用符号 I 来表示，其单位为 W/m。而声强级是声强的对数标度，它是根据人耳对声音强弱变化的分辨能力来定义的，用符号 L 来表示，其单位为 dB，L 与 I 的关系为

$$L = \lg \frac{I}{I_0}(\text{B}) = 10 \times \lg \frac{I}{I_0}(\text{dB}) \tag{3-5-1}$$

式（3-5-1）中规定 $I_0 = 10^{-12}\,\text{W}/\text{m}^2$；

人耳对声音强弱的主观感觉称为响度。一般来说，它随着声强的增大而增加，但两者不是简单的线性关系，因为还与频率有关，不同频率的声波在人耳中引起相等的响度时，它们的声强（或声强级）并不相等。在医学物理学中，用响度级这一物理量来描述人耳对声音强弱的主观感觉，其单位为方（phon），它是选取频率为 1000Hz 的纯音为基准声音，并规定它的响度级在数值上等于其声强级的数值（但是单位不相同），然后将被测的某一频率声音与此基准声音比较，若该被测声音听起来与基准音的某一声强级一样响，则这基准音的响度级就是该声音的响度级。例如，频率为 100Hz，声强级为 72dB 的声音，与 1000Hz、声强级为 60dB 的基准声音等响，则频率为 100Hz，声强级为 72dB 的声音，其响度级为 60 方；1000Hz、40dB 的声音，其响度级为 40 方。

以频率的常用对数为横坐标，声强级为纵坐标，绘出不同频率的声音与 1000Hz 的标准声音等响时的声强级与频率的关系曲线，得到的曲线称为等响曲线。图 3-5-2 表示正常人耳的等响曲线引起听觉的声音，不仅在频率上有一定范围，而且在声强上也有一定范围。对于任意在人耳听觉范围内的频率（20～20000Hz）来说，声强还必须达到某一数值才能引起人耳听觉。能引起听觉的最小声强叫做听阈，对于不同频率的声波，听阈不同，听阈与频率的关系曲线叫做听阈曲线。随着声强的增大，人耳感到的声音响度也提高了，当声强超过某一最大值时，声

音在人耳中会引起痛觉，这个最大声强称为痛阈。对于不同频率的声波，痛阈也不同，痛阈与频率的关系曲线叫做痛阈曲线。由图 3-5-2 可知，听阈曲线即响度级为 0 方的等响曲线，痛阈曲线则为响度级为 120 方的等响曲线。在临床上常用听力计测定病人对各种频率声音的听阈值，与正常人的听阈进行比较，借以诊断病人的听力是否正常。

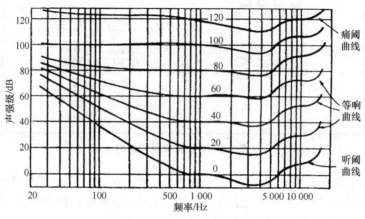

图 3-5-2　人耳等响曲线

【预习提示】

（1）声强级、响度级和等响曲线（包含听阈曲线和痛阈曲线）。

（2）了解听觉听阈曲线测量实验仪使用方法及注意事项。

【实验内容】

（1）熟悉听觉实验仪面板上的各键功能，接通电源，打开电源开关，指示灯亮，预热 5min。

（2）在面板上将耳机插入，把仪器各选择开关按到选定位置。

（3）被测者戴上耳机，背向主试人（医生）和仪器。

（4）测量。

1）按说明要求选择测量频率（仪器初始为 1000Hz）。

2）调节"衰减"旋钮（衰减粗调和微调两个旋钮），使声强指示为 0dB。调节"校准"旋钮，使被测者刚好听到 1000Hz 的声音（整个听阈测量实验内"校准"旋钮不能再调节）。

3）选定一个测量频率，用渐增法测定：将"衰减"旋钮调至听不到声音开始，逐渐减小衰减量（可交替调节粗调和微调），当被测人刚听到声音时，主试人（或自己）停止减小衰减量，此时的声强（或声强级）为被测人在此频率的听觉阈值，其衰减分贝数用 L_1 表示。

4）同一个频率用渐减法测定：步骤基本同 3），只是将"衰减"旋钮先调在听得到声音处，然后再开始逐渐增大衰减量，直到刚好听不到声音时为止，与步骤 3）一样，对同一频率的声音，可得到相同的听觉阈值，其衰减分贝数用 L_2 表示。

5）令 $L_测 = (L_1 + L_2)/2$（负值）为所测频率衰减分贝数的平均值（相对声强）。

6）改变频率，重复步骤 1）～5），分别对 64Hz，128Hz，256Hz，…等 9 个不同的频率进行测量，得到右耳或左耳 9 个点的听觉阈值，连起来便是听阈曲线。

（5）作听阈曲线。以频率为横坐标（并分别注明测试点的频率值），声强级值为纵坐标，在计算纸上（图 3-5-3）用上面所得数据定点，连起来便为听阈曲线。将测得的数据填入表 3-5-1 和表 3-5-2 中。

表 3-5-1　左耳听阈曲线测量记录数据表

频率/Hz	64	128	256	512	1k	2k	4k	8k	16k
L_1/dB									
L_2/dB									
$L_{测}$/dB									

表 3-5-2　右耳听阈曲线测量记录数据表

频率/Hz	64	128	256	512	1k	2k	4k	8k	16k
L_1/dB									
L_2/dB									
$L_{测}$/dB									

注：$L_{测} = (L_1 + L_2)/2$。

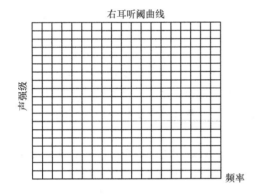

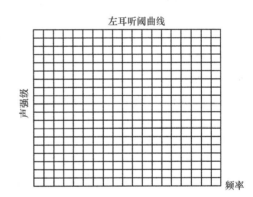

图 3-5-3　听阈曲线图

（6）了解痛阈的测量。一般不做，要做可参考听阈测量，必须要有指导老师才能做。仪器已对输出到耳机的声功率进行了衰减，仪器不能输出达到测痛阈时的声强（保护实验学生耳朵不受到损伤），一般调到耳朵感到受不了就可以了（主要是掌握测量原理）。

【注意事项】

（1）每次变频后都要按一下复位按钮，并调校准钮使 dB 表指示 0dB。

（2）实验中只要掌握痛阈的测量原理即可，不可以私自进行痛阈实验，防止损伤耳朵。

（3）使用声响调节按钮时，用力要轻。

（4）耳机的连接线容易断，使用时应注意。

（5）耳机有退磁、灵敏度下降的现象，所以每两年做一次校准曲线。

【思考题】

（1）图 3-5-2 中，等响曲线是一组曲线而并不是一组直线，这说明什么？

（2）有人说 40dB 的声音听起来一定比 30dB 的声音更响一些，你认为对吗？

【附录】

临床听力测试简介

临床听力检查是诊断和鉴别听力障碍的主要方法，同时也是耳鸣诊断中不可缺少的检查项目。听力检查方法包括主观测听法和客观测听法两大类。

1. 主观测听法　又称行为测听法。主要是根据受试者对声音刺激的行为反应来评估听力。

行为反应包括口述、举手、按指示灯电钮等，以及其他受试对象主观意识支配的一切行为活动与躯体活动。常用的检查方法有：音叉试验、纯音听阈测试（俗称电测听）及阈上功能检查等。

纯音听阈测试。测听是通过观察、记录和分析受试者对可控的声刺激的反应来了解听觉系统功能状态的检查技术。常用于测听的声信号有：纯音、言语声、噪声、短声和短纯音等。给声的方式有压耳式耳机、插入式耳机、骨振器（或称骨导耳机）、扬声器或称声场测听。声信号通过外耳道、中耳传至内耳的为气导，通过振动颅骨传至内耳的为骨导。听功能障碍的最显著表现是听力丧失或听不到较小的声音。恰能被受试者听到的最小声强度值为听阈。测定听阈是了解听觉灵敏度的最基本的方法，比较气导听阈和骨导听阈，将纯音听阈和言语听阈、声导抗测试结果、电反应测听结果等综合分析，可为耳科疾病、神经科疾病及心理疾病等的诊断提供依据和参考。

纯音听阈测试通常称为电测听，是通过纯音听力计发出不同频率不同强度的纯音，由被测试者做出听到与否的主观判断来了解其双耳的纯音听阈值的一种主观检查方法。由于纯音听力计的频率可自由选择，强度可随意调节，测试信号可连续而不衰减，所以在临床诊断中应用最为普遍。但因纯音听力检查为主观检查方法，需要被测者主观上高度配合，要通过被检查者的反应来判断听力情况，所以它的缺点是客观性较差，因此不能用于婴幼儿测试。

2. 客观测听法 整个测试过程及测试结果不受被测者主观意识的影响。它不但可以测试传导性耳聋的病变性质，亦可判断感音神经性耳聋的病变部位，即确定病变是在中耳、耳蜗、听神经、脑干或听觉皮质中枢。客观测听法的优点是简便、快速、精确、重复性好，并且可应用于婴幼儿、精神病患者或其他不合作的患者、法医鉴定等。客观测听法包括声导抗测试法，电反应测听法和耳声发射等。

（1）声导抗测试。声导抗测试是客观测听方法之一。它是利用一定声压级的低频纯音导入受试耳外耳道，引起鼓膜、听骨链、前庭窗、鼓室腔、咽鼓管及中耳肌肉等结构的振动或变化。由于这些器官、组织的弹性、质量和摩擦力不同，所探测并显示的声级大小也有不同改变。它不是测定人耳的听阈而是测量人耳中耳声阻抗的变化，这种变化记录后为分析中耳病变提供客观的依据。它不仅可以用来区分中耳病变的不同部位，而且可辅助对听觉神经、脑干及面神经麻痹病变作定位诊断。特别适合于精神病患者、婴幼儿及不合作的受检者，甚至于昏迷病人。这种检查方法不需要严格的隔声设备，仪器灵敏度较高，操作简便，结果客观，有较高的准确性，已经成为临床测听的常规检查方法之一。

（2）耳声发射。耳声发射是一种产生于耳蜗，经听骨链及鼓膜传导释放入外耳道的音频能量。它是近年来临床用于听敏度测试的另一种客观方法。耳声发射为耳蜗内可能存在的一种能增强基底膜振动的正反馈声能，也可能来自于螺旋器的振动，特别是外毛细胞的伸缩活动及耳蜗中向前波动的声能。诱发耳声发射在健全人出现率达 100%，反应阈与听阈接近，临床上多用于婴幼儿听力筛查及耳蜗聋与蜗后聋的鉴别诊断。

（3）听诱发电位。客观测听的另一种方法为电反应测听法。我们已经知道，当受到声音刺激时，听觉系统从末梢神经到中枢神经这一通道上会诱发出一系列电位变化，记录这些电位变化的方法，叫做电反应测听法。听觉诱发的电位和身体其他电位比较起来，显得非常微弱，大小只有几个微伏，因此很难提取。直到出现电子计算机以后，才有可能将这些诱发电位从电波干扰的背景噪声中，通过"叠加"技术而提取出来并加以记录，从而用于临床。

电反应测听法记录听觉系统末梢的电位，叫做耳蜗电图，记录中枢部分的叫脑干电反应和皮质电反应测听。它们可以被用于客观地测定耳聋病人的真实听力，如实地反映听觉传导通路的功能（包括毛细胞、听神经和听中枢的功能），特别适合于婴幼儿、耳聋及精神病患者。但因设备较昂贵，需要有隔声、隔电屏蔽及滤波等条件，所以只有较大医疗单位才有条件购置此种测听设备，因而它的应用受到限制。

（张立平　仇　慧）

实验六　气体压力传感器测量人体血压

【实验目的】

（1）了解气体压力传感器的工作原理，测量气体压力传感器的特性。

（2）掌握数字式压力表的组装及定标方法。

（3）了解人体血压的测量原理，采用柯氏音法用组装好的数字式压力表测量人体血压。

【实验器材】

指针式压力表、气体压力传感器、数字电压表、注射器、血压袖套和听诊器、实验接插线。

【实验原理】

压强是一种非电学的物理量，它可以用指针式气体压力表来测量，也可以用压力传感器将压强转换成电量，用数字电压表测量和监控。在这个实验中我们采用的 MPS3100 气体压力传感器是一种用压阻元件组成的桥，图 3-6-1 为其电原理图。

当改变作用在其上的气体压强时它的阻值会随之发生改变，从而改变了输出电压，也即实现了机械振动信号到电信号的转变。实验中给气体压力传感器加上 5V 的工作电压，气体压强范围为 0～40kPa，则它随着气体压强的变化能输出 0～75mV（典型

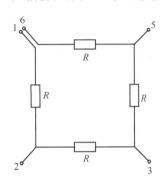

图 3-6-1　MPS3100 气体压力传感器原理图
1. GND；2. V+；3. OUT+；4. 空；5. V−；6. GND

值）的电压。压力传感器的输出端接有一只数字电压表，这样改变输入的气体压强 P，可以从数字电压表读出与之相应的输出电压值 U，从而作出 U-P 图，得到气体压强与输出电压的线性关系。

传感器的输出电压与气体压强有一一对应的关系，因此可用气体压力传感器、放大器和数字电压表来组装数字式压力表，即构成一只数字血压计。图 3-6-2 所示是 FD-HRBP-A 压力传感器特性及人体心律与血压测量实验仪的面板，测量气体压强范围定为 0～32 kPa，它采用 MPS3100 压力传感器，传感器把气体压强转换成电压，配合数字电压表和放大器组成数字式压力表，并用标准压力表定标。右上点虚线为组成数字压力表的连线，实验组装的数字压力表（0～32kPa）要定标后才能用。

血压是反映心血管系统状态的重要的生理参数。人体血压指的是动脉血管中脉动的血流对血管壁产生的侧向垂直于血管壁的压力。心脏收缩时主动脉中血压的峰值称为收缩压，也称高压；心脏舒张时主动脉中血压的谷值称为舒张压，也称低压。目前临床上普遍采用柯氏音法测量人体血压，这种方法通常测定左手臂肱动脉处血压，并以高出大气压的数值表示。当用数字血压计测量时，把血压袖套缠在左手臂肘关节上部，听诊器置于肱动脉处，通过充气压挤血管，使血流完全阻断，此时听诊器内血管的波动声（也称柯氏音）完全消失，这时停止充气。然后，打开排气口慢慢放气，当袋内空气压强等于主动脉收缩压时，血流通过，并听到第 1 个脉动湍流声，此时血压计显示的数值即为收缩压（高压）。继续放气通过听诊器能听到强而有力的脉搏声，且慢慢变轻，直至袋内空气压强等于主动脉舒张压时，脉动湍流声消失，听到很平稳且较正常的脉搏声，这时认为血管完全未受挤压，此时血压计显示的数值即为舒张压（低压）。

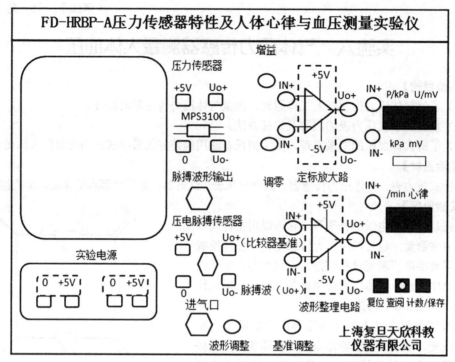

图 3-6-2 FD-HRBP-A 压力传感器特性及人体心律与血压测量实验仪

【实验内容】

1. 实验前的准备工作 打开实验仪器电源开关，预热 5min 待仪器稳定后开始实验。

2. 气体压力传感器的特性测量

（1）将实验电压（5V）加在气体压力传感器输入端，输出端接数字电压表，琴键开关按在 mV 挡，通过注射器改变管路内气体压强。

（2）从 4～32kPa 每隔 4kPa 测一个点，测 8 个点，测出气体压力传感器的输出电压。

（3）画出气体压力传感器的压强 P 与输出电压 U 的关系曲线，计算出气体压力传感器的灵敏度。

3. 数字式压力表的组装及定标

（1）将气体压力传感器的输出端与定标放大器的输入端连接，再将放大器输出端与数字电压表连接。

（2）反复调整气体压强为 4kPa 与 18kPa 时放大器的零点与放大倍数。用注射器对仪器加压，当气体压强为 4kPa 时，调整调零旋钮使输出的电压值为 40mV；当气体压强为 18kPa 时，调节增益旋钮使输出电压为 180mV。

（3）琴键开关按在 kPa 挡，组装好的数字式压力表便可用于人体血压测量及数字显示。

4. 血压的测量

（1）采用典型柯氏音法测量血压，将血压袖套绑在左手臂上侧，并把听诊器插在袖套内，置于肱动脉处。

（2）将血压袖套连接管接入仪器进气口，用压气球向袖套压气至听诊器内听不到血管脉动声音，打开排气口缓慢排气，同时用听诊器听脉搏音（柯氏音），当听到第一次柯氏音时，记下压力表的读数为收缩压（高压）。继续缓慢放气，排气至听不到柯氏音，即最后一次听到柯氏音，记下压力表的读数为舒张压（低压）。

（3）如果读数不太肯定，可以重复上面的操作，再次测量收缩压和舒张压。

【实验记录】

1. 气体压力传感器的特性测量

（1）将气体压力传感器的测量数据填入表 3-6-1 中。

（2）根据表 3-6-1 画出气体压力传感器的压强 P 与输出电压 U 的关系曲线。

（3）计算出气体压力传感器的灵敏度 $K =$ _____ mV/kPa。

表 3-6-1 气体压力传感器的灵敏度

P/kPa	4	8	12	16	20	24	28	32
U/mV								

2. 血压的测量 将测得的收缩压与舒张压填入表 3-6-2 中。

表 3-6-2 人体血压数据表

项目	收缩压	舒张压
血压/mmHg		

注：$1mmHg = 1.333 \times 10^2 Pa$。

【注意事项】

（1）实验之前，仪器须开机预热 15min。

（2）严禁实验时加压超过 36kPa（瞬态）。

（3）测量压力传感器特性时必须用定量输气装置（注射器）。

（4）实验过程中尽量保持安静，以免听不到柯氏音。

（5）数字式压力表定标时，不要过度用力旋转调零和增益旋钮，不要使旋钮转到最低端，尽量在中间调节。

（6）实验结束后将血压袖带气袋中的气体排净后再收起来。

【思考题】

（1）关于人体血压的测量方法还有哪些?

（2）用数字式血压计测得的数据与用医用水银血压计测得的数据比较，哪个误差小?

（3）除了数字式血压计，气体压力传感器在工业、医学和物理实验中还有哪些用途?

（张淑丽　王　洁）

实验七　学习使用电子示波器

【实验目的】

（1）掌握用示波器测量和观察信号的波形、幅值和频率。

（2）熟悉示波器的调节方法，学会用李萨如图形测量正弦波信号的频率。

（3）了解示波器的基本结构、工作原理。

【实验器材】

YB4340G 示波器、XD-2 低频信号发生器、探头和连线等。

【实验原理】

示波器是一种用途广泛的电子测量仪器，它可用来观察信号的波形，测量信号的幅值和频率。一切可以转化为电压的电学量（如电流、电功率、阻抗）都可以通过传感器转化为电学量的非电学量（如温度、位移、速度、压力、光强、频率等），并且它们随时间的变化过程均可用示波器来观测。

尽管示波器的类型较多，但其内部结构主要由以下四个部分组成：①示波管；②扫描、整步装置；③放大部分（包括 Y 轴放大和 X 轴放大）；④电源部分（供给以上三部分工作的电压）。图 3-7-1 给出了示波器原理方框图。

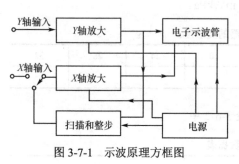

图 3-7-1　示波原理方框图

1. 示波管的基本结构　示波管的基本结构如图 3-7-2 所示，主要包括电子枪、偏转系统和荧光屏三个部分，这三部分全都密封在抽成高真空的玻璃外壳内。

（1）电子枪：由灯丝、阴极、控制栅极、第一阳极和第二阳极五部分组成。阴极是一个表面涂有氧化物的金属圆筒，被加热后发射电子，控制栅极是一个顶端有小孔的圆筒，套在阴极外面。它的电位比阴极低，对阴极发射出来的电子起控制作用，只有初速度较大的电子才能穿过栅极顶端的小孔，在阳极作用下加速奔向荧光屏。示波器面板上的"亮度"调整旋钮就是通过调节电位以控制射向荧光屏的电子流密度，从而改变了屏上的光斑亮度。阳极电位比阴极电位高很多，电子被它们之间的电场加速形成射线。当控制栅极、第一阳极与第二阳极之间电位调节合适时，电子枪内的电场对电子射线有聚焦作用。因此，第一阳极也称聚焦阳极。面板上的"聚焦"调节，就是调节第一阳极电位，使荧光屏上的光斑成为明亮、清晰的小圆点。第二阳极电位更高，又称加速阳极。有的示波器面板上还设有"辅助聚焦"旋钮，实际功能是调节第二阳极电位。

（2）偏转系统：它由两对互相垂直的偏转板组成，结构如图 3-7-3 所示。其中一对竖直偏转板，一对水平偏转板。当在偏转板上加上适当的电压时，电子束在偏转板之间通过时它的运动方向将发生偏转，从而使电子束在荧光屏上产生的光斑位置也发生改变。

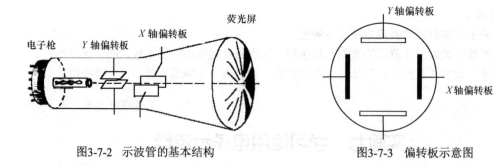

图3-7-2　示波管的基本结构　　　　　图3-7-3　偏转板示意图

（3）荧光屏：荧光屏上涂有荧光粉，电子打上去荧光粉就会发光，形成光斑。不同材料的荧光粉发光的颜色不同，发光过程的延续时间（一般称为余辉时间）也不同。荧光屏前有一块透明的、带刻度的坐标板，供测定光点位置用。在性能较好的示波管中，将刻度线直接刻在屏玻璃的表面上，使其与荧光粉紧贴在一起以消除视差，这样测得的光点位置会更准。

2. 示波原理　如果只在水平偏转板上加如图 3-7-4（a）所示的锯齿波电压，我们在荧光屏上看到的便是一条水平线。这是因为锯齿波电压的特点是：电压从负开始（$t = t_0$）随时间成正比地增加到正（$t_0 < t < t_1$），然后又突然返回负（$t = t_1$）；再从此开始与时间成正比地增加（$t_1 < t$

$< t_2$)，……，重复前述过程。在锯齿波电压作用下，电子束在荧光屏上的亮点会作相应的运动：亮点由左（$t = t_0$）匀速地向右运动（$t_0 < t < t_1$），到右端后马上回到左端（$t = t_1$）；然后再从左端匀速地向右运动（$t_1 < t < t_2$），……，不断重复前述过程。这样亮点只在水平方向运动，我们在荧光屏上看到的便是一条水平线，如图 3-7-4（b）所示。

如果在竖直偏板上加正弦电压，如图 3-7-5（a）所示，而水平方向不加任何电压，则电子束的亮点在竖直方向随时间作正弦式振荡，在水平方向不动，我们看到的将是一条竖直的亮线，如图 3-7-5（b）所示。

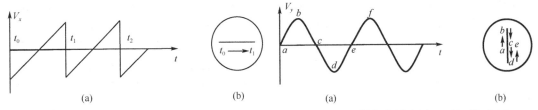

图3-7-4　X轴加锯齿波电压，Y轴不加电压　　　图3-7-5　Y轴加信号电压，X轴不加电压

如果在竖直方向加正弦电压，又在水平方向加锯齿波电压，则荧光屏上的亮点将同时进行方向互相垂直的两种位移。我们看见的将是亮点的合成位移，即正弦波形。其合成原理如图 3-7-6 所示。对于正弦电压的 a 点，锯齿波电压是 a'，亮点在荧光屏上 a'' 处，对应于正弦电压的 b' 点，锯齿波电压是 b'，亮点在 b'' 处，……，亮点由 a'' 经 b''、c''、d'' 到 e''，描出了正弦波形。如果正弦波与锯齿波的周期相同（即频率相同），则正弦波电压到 e 时锯齿波电压也刚好到 e'，从而亮点描完整个正弦曲线。由于锯齿波电压马上变零了，故亮点回到左边，重复过程，亮点第二次在同一位置描出同一条曲线，……，这时我们将看见这条曲线稳定地停在荧光屏上。若正弦波与锯齿波的周期稍有不同，则第二次所描出的曲线将和第一次描出的曲线位置稍微错开，在荧光屏上将看见不稳定的波形，或不断移动的波形，甚至是很复杂的波形。

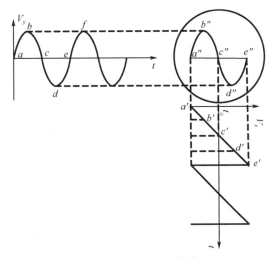

图 3-7-6　示波器示波原理

3. 扫描与同步

（1）扫描。要想看见纵向偏转电压的波形，必须加上横向偏转电压，即把纵向偏转电压产生的垂直亮线"展开"，这个展开过程称为"扫描"。如果扫描电压与时间成正比变化（锯齿形波扫描），则称为线性扫描。线性扫描能把纵向偏转电压波形如实地描绘出来。如果横向偏转

加非锯齿波，则为非线性扫描，描出来的波形将不是原来的波形。

（2）同步。只有纵向偏转电压与横向偏转电压振动周期严格相同，或后者是前者的整数倍时，图形才会简单而稳定。换言之，构成简单而稳定波形的条件是纵向偏转电压频率与横向偏转电压频率的比值是整数，也可表示为

$$\frac{f_y}{f_x} = n \qquad (n = 1,2,3,\cdots) \tag{3-7-1}$$

实际上，由于产生纵向偏转电压和产生横向偏转电压的振荡源是互相独立的，它们之间的频率比不会自然满足简单整数比，所以示波器中的锯齿扫描电压的频率必须可调。细心调节它的频率，就可以大体上满足式（3-7-1）。但要准确地满足式（3-7-1），光靠人工调节还不够，特别是待测电压的频率越高，问题就越突出。为了解决这一问题，在示波器内部加装了自动频率跟踪装置，称为"同步或整步"。在人工调节到接近满足式（3-7-1）的条件下，再通过"同步或整步"的作用，扫描电压的周期就能准确地等于待测电压周期的整数倍，从而获得稳定的波形。

4. 李萨如图形　当示波器的 X、Y 偏转板同时输入正弦信号时，荧光屏上光点的轨迹是两个互相垂直的简谐振动的合成。当两个正弦信号的频率相等或成简单整数比时，光点的轨迹为一个稳定的闭合曲线，称为李萨如图形，如图 3-7-7 所示。对照各图可以发现，若 n_x 代表 x 方向的直线和图形相交的最多交点数，n_y 代表 y 方向的直线和图形相交的最多交点数，则纵向偏转和横向偏转信号的频率 f_y，f_x 比为

$$\frac{f_y}{f_x} = \frac{n_x}{n_y} \tag{3-7-2}$$

根据式（3-7-1），可用一个已知频率的正弦信号来标定一个未知正弦信号的频率，这是用示波器测定信号频率的一个方法。

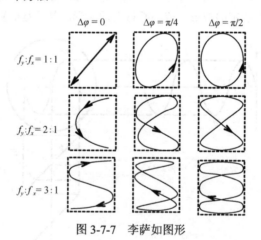

图 3-7-7　李萨如图形

5. YB4340G 示波器　YB4340G 示波器的面板分布情况如图 3-7-8 所示。

（1）仪器描述：示波器包含主机部分、垂直方向部分（VERTICAL）、水平方向部分（HORIZONTAL）、触发系统四大部分（TRIGGER）。

1）主机部分。

电源开关（POWER）9：电源开关按键弹出即为"关"位置，将电源线接入，按下电源开关键，接通电源。

电源指示灯 8：电源接通时，指示灯亮。

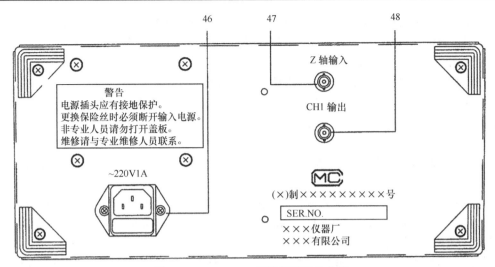

图 3-7-8 YB4340G 示波器面板分布图

（a）正面面板分布图；（b）反面面板分布图

辉度旋钮（INTENSITY）2：控制光点和扫描线的亮度，顺时针方向旋转旋钮，亮度增强。由于磁场的作用，当光迹在水平方向轻微倾斜时，该旋钮可以调节光迹与水平刻度平行。

显示屏 45：仪器的测量显示终端。

延迟扫描辉度控制钮（B INTEN）3：顺时针方向旋转此钮，增加延迟扫描 B 显示光迹亮度。

聚焦旋钮（FOCUS）4：用辉度控制钮将亮度调至合适，然后调节聚焦控制钮直至光迹达到最清晰的程度。虽然调节亮度时，聚焦电路可自动调节，但聚焦有时也会轻微变化，如果出现这种情况，须重新调节聚焦旋钮。

光迹旋转（TRACE ROTATION）5：由于磁场的作用，当光迹在水平方向轻微倾斜时，该旋钮用于调节光迹与水平刻度平行。

校准信号输出端子（CAL）1：提供 1kHz ± 2%，2Vp-p ± 2% 方波作本机 Y 轴、X 轴校准用。

Z-轴信号输入（Z-AXIS INPUT）47：外接亮度调制输入端。

2）垂直方向部分。

通道 1 输入端（CH1 INPUT（X））13：该输入端用于垂直方向的输入，在 X-Y 方式时，作为 X 轴输入端。

通道 2 输入端（CH2 INPUT（Y））17：和通道 1 一样，但在 X-Y 方式时，作为 Y 轴输入端。

交流-直流-接地（AC-DC-GND）11、12、16、18：输入信号与放大器连接方式选择开关。交流（AC），放大器输入端与信号连接由电容器来耦合；接地（GND），输入信号与放大器断开，放大器的输入端接地；直流（DC），放大器输入与信号输入端直接耦合。

衰减开关（VOLTS / DIV）10、15：用于选择垂直偏转系数，共 12 挡。

如果使用的是 10∶1 的探极，计算时将幅度乘 10。

垂直微调旋钮（VARIABLE）14、19：垂直微调用于连续改变电压偏转系数。此旋钮在正常情况下应位于顺时针方向旋到底的位置。将旋钮逆时针旋到底，垂直方向的灵敏度下降到 2.5 倍以上。

断续工作方式开关（CHOP）44：CH1、CH2 两个通道按断续方式工作，断续频率为 250kHz，适用于低速扫描。

垂直位移（POSITION）40、43：调节光迹在屏幕中的垂直位置。

垂直方式工作开关（VERTICAL MODE）42：选择垂直方向的工作方式。通道 1 选择（CH1），屏幕上仅显示 CH1 的信号；通道 2 选择（CH2），屏幕上仅显示 CH2 的信号；双踪选择（DUAL），屏幕上显示双踪，自动以交替或断续方式同时显示 CH1 和 CH2 的信号；叠加（ADD），显示 CH1 和 CH2 输入信号的代数和。

CH2 极性开关（INVERT）39：按此开关时 CH2 显示反相信号。

CH1 信号输出端（CH1 OUTPUT）48：输出约 100mV/div 的通道 1 信号。当输出端接 50Ω 匹配终端时，信号衰减一半，约 50mV/div。该功能可用于频率计显示等。

3）水平方向部分。

主扫描时间系数选择开关（TIME / DIV）20：共 20 挡，在 0.1μs/div～0.5s/div 范围选择扫描速率。

X-Y 控制键 30：按下此键，垂直偏转信号接入 CH2 输入端，水平偏转信号接入 CH1 输入端。

扫描非校准状态开关键（SWP UNCAL）21：按下此键，扫描时基进入非校准调节状态，此时调节扫描微调有效。

扫描微调控制键（VARIABLE）24：此旋钮以顺时针方向旋转到底时，处于校准位置，扫描由 time/div 开关指示。此旋钮逆时针方向旋转到底，扫描减慢 25 倍以上。当按键 21 未按下时，旋钮 24 调节无效，即为校准状态。

水平位移（POSITION）35：用于调节光迹在水平方向移动。顺时针方向旋转该旋钮，光迹向右移动，逆时针方向旋转该旋钮，光迹向左移动。

扩展控制键（10×MAG）36：此键按下去时，扫描因数×10 扩展。扫描时间是 time/div 开关指示数值的 1/10（1/5）。

延迟扫描 B 时间系数选择开关（B TIME / DIV）37：分 12 挡，在 0.1～0.5ms/div 范围内选择 B 扫描速率。

水平显示方式（HORIZ DISPLAY）41：主扫描（A），按入此键主扫描 A 单独工作，用于一般波形观察；A 加亮（A INT）：选择 A 扫描的某区段扩展为延迟扫描，可用此扫描方式。与 A 扫描相对应的 B 扫描区段（被延迟扫描）以高亮度显示；被延迟扫描（B），单独显示被延迟扫描 B；B 触发（B TRIQ）：选择连续延迟扫描和触发延迟扫描。

延迟时间调节旋钮（DELAY TIME）38：调节延迟扫描对应于主扫描起始延迟多少时间启动扫描，调节该旋钮，可使延迟扫描在主扫描全程任何时段开启延迟扫描。

接地端子 22：示波器外壳接地端。

4）触发系统。

触发源选择开关（SOURCE）29：通道 1 触发（CU1，X-Y），CH1 通道信号为触发信号，当工作方式在 X-Y 方式时，拨动开关应设置于此挡；通道 2 触发（CH2），CH2 通道的输入信号是触发信号；电源触发（LINE），电源频率信号为触发信号；外触发（EXT），外触发输入端的触发信号是外部信号，用于特殊信号的触发。

交替触发（TRIG ALT）27：在双踪交替显示时，触发信号来自于两个垂直通道，此方式可用于同时观察两路不相关信号。

外触发输入插座（EXT INPUT）26：用于外部触发信号的输入。

触发电平旋钮（TRIG LEVEL）33：用于调节被测信号在某选定电平触发，当旋钮转向"+"时，显示波形的触发电平上升，反之触发电平下降。

电平锁定（LOCK）32：无论信号如何变化，触发电平自动保持在最佳位置，不需人工调节。

释抑（HOLDOFF）34：当信号波形复杂，用电平旋钮不能稳定触发时，可用"释抑"旋钮使波形稳定同步。

触发极性按钮（SLOPE）25：触发极性选择。用于选择信号的上升沿和下降沿触发。

触发方式选择（TRIG MODE）31：自动（AUTO），在"自动"扫描方式时，扫描电路自动进行扫描。在没有信号输入或输入信号没有被触发同步时，屏幕上仍然可以显示扫描基线。常态（NORM），有触发信号才能扫描，否则屏幕上无扫描线显示。当输入信号的频率低于50Hz时，请用"常态"触发方式；单次（SINGLE），当"自动"（AUTO）和"常态"（NORM）两键同时弹出时即被设置于单次触发工作状态，当触发信号来到时，准备（READY）指示灯亮，单次扫描结束后指示灯熄灭，复位键（RESET）按下后，电路又处于待触发状态。

（2）基本操作：按表3-7-1设置仪器的开关及控制旋钮或按键。

表3-7-1 YB4340G 示波器的开关及控制旋钮

项目	编号	设置
电源开关（POWER）	9	弹出
辉度旋钮（INTENSITY）	2	顺时针1/3处
聚焦旋钮（FOCUS）	4	适中
垂直方式工作开关（VERTICAL MODE）	42	CH1
断续工作方式开关（CHOP）	44	弹出
CH2 极性开关（INVERT）	39	弹出
垂直位移（POSITION）	40、43	适中
衰减开关（VOLTS/DIV）	10、15	0.5V/div
垂直微调旋钮（VARIABLE）	14、19	校准位置
交流-直流-接地（AC-DC-GND）	11、12、16、18	接地（GND）
触发源选择开关（SOURCE）	29	CH1
耦合（COUPLING）	28	AC
触发极性按钮（SLOPE）	25	+
交替触发（TRIG ALT）	27	弹出
电平锁定（LOCK）	32	按下
释抑（HOLDOFF）	34	最小（逆时针方向）
触发方式选择（TRIG MODE）	31	自动
水平显示方式（HORIZ DISPLAY）	41	A
主扫描时间系数选择开关（TIME/DIV）	20	0.5ms/div
扫描非校准状态开关键（SWP UNCAL）	21	弹出
水平位移（POSITION）	35	适中
扩展控制键（×10MAG）	36	弹出
X-Y	30	弹出

6. XD-2 低频信号发生器 XD-2 型低频信号发生器结构如图3-7-9所示，它可以产生1Hz～1MHz 的正弦波，且具有良好的幅频特性，输出幅度0～5V（有效值）连续可调并具有标准的600Ω 输出阻抗特性。

【实验内容】

按上述要求设定了开关和控制按钮后，将电源线接到交流电源插座，按下述步骤操作：

（1）打开电源开关，确定电源指示灯变亮，约 20s 后，示波管屏幕上会显示光迹，如 60s 后仍未出现光迹，应按表3-7-1检查开关和控制按钮的设定位置。

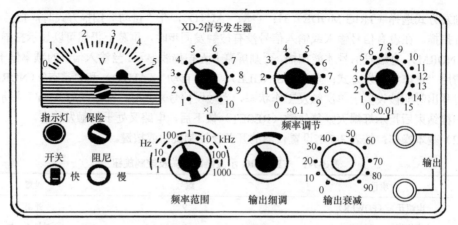

图 3-7-9　信号发生器

（2）调节辉度（INTEN）和聚集焦（FOCUS）旋钮，将光迹亮度调到适当清晰。

（3）调节 CH1 位移旋钮及光迹旋转旋钮，将扫线调到与水平中心刻度线平行。

（4）将探极连接到 CH1 输入端，将 $2V_{P-P}$ 校准信号加到探极上。

（5）将交流-直流-接地开关拨到 AC，屏幕上将会出现如图 3-7-10 所示的波形。

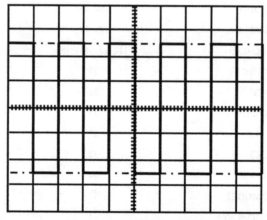

图 3-7-10　示波器显示波形

（6）为便于信号的观察，将衰减开关和主扫描时间系数选择开关调到适当的位置，使信号波形幅度适中，周期适中。

（7）调节垂直位移和水平位移旋钮到适中位置，使显示的波形对准刻度线且能方便读出电压幅度（V_{P-P}）和周期（T）。

（8）将待测信号电压接到 CH2，适当调节示波器及信号发生器的各旋钮，使待测信号的频率与信号发生器的频率成简单整数比，使荧光屏上出现图 3-7-7 所示的各种波形。

（9）读出信号发生器所示的频率，同时记下波形水平方向和垂直向交点数的比值，计算出待测信号的频率。

【注意事项】

（1）转动旋钮要有目的，切忌乱扳乱动，要防止鲁莽操作，以免造成仪器损坏。

（2）使用信号发生器要防止信号源输出电压过高及输出短路。

（3）示波器扫描光点不宜过亮且不能长时间地打在荧光屏上同一个位置，以免损伤荧光屏。

【思考题】

（1）如果示波器是良好的，但由于各个旋钮位置并未调好，荧光屏上看不到亮点，应该怎样操作才能出现亮点？

（2）在观察正弦信号波形时，波形向左运动，应增加扫描频率，还是减少扫描频率？在观察李萨如图形时，为获得稳定的波形，Y 通道信号频率应怎样调节？

（3）示波器能否用来测量直流电压？如能测量则应如何进行？

（张立平）

实验八　万用表的使用

【实验目的】

（1）学会指针万用表和数字万用表的使用。

（2）了解指针万用表和数字万用表的相同之处和不同之处。

（3）掌握指针万用表和数字万用表测量电子元器件和电压、电流的基本原理和方法。

（4）用万用表判别晶体管管脚的极性。

【实验器材】

指针万用表、数字万用表、交直流电源、滑线变阻器、待测电阻、晶体二极管、晶体三极管、开关、导线等。

【实验原理】

万用表是一种多功能、多量程的测量仪表，分为指针万用表和数字万用表。一般万用表可测量直流电流、直流电压、交流电压、电阻和音频电平等，还可用于测试各种晶体管元器件的性能参数等。

1. 指针万用表　指针万用表型号很多，但原理及使用方法基本类似，图 3-8-1 为 YX-360TRx 系列指针万用表的外形图。

（1）指针万用表的基本结构：指针万用表是以表头为核心部件的多功能测量仪表，从外形上看主要由以下几部分构成。

1）表头：表头是万用表非常重要的组成部分，它决定了万用表的灵敏度。表头是由表针、磁路系统和偏转系统三部分组成的。表头一般都采用磁电式直流电流表，这种电流表的内阻比较大，灵敏度也比较高，可以提高测量的灵敏度，同时还有利于扩大电流的量程。另外，在表头下方中间位置上还设有机械调零旋钮，该旋钮的主要作用是用来调整表针静止时的

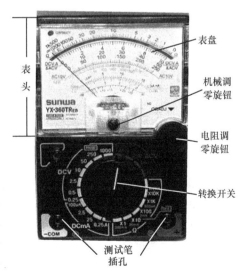

图 3-8-1　指针万用表

位置。万用表进行任何测量时，其表针应指在表盘刻度线左端"0"的位置上，如果实验前指针不在这个位置，则可通过调整该旋钮使其处于"0"的位置上。

2）表盘：表盘由多种刻线和符号构成。要准确掌握各种刻线的读数方法及各种符号的物理意义，才能熟练地运用万用表测量各电学量。

3）转换开关：转换开关是一个多挡位的旋转开关，主要用来选择被测电量的种类、量程

或者倍率，每挡又划分为多个不同的量程以供选择。

4）电阻调零旋钮：当红、黑两测试笔短接时，电表指针应指在电阻（欧姆）挡刻度线的右端"0"的位置，如果实验中发现指针不在"0"的位置，可调整电阻调零旋钮使其到位。这里需要特别注意，为了减小测量的误差，每转换一次电阻挡的量程，都需要用该旋钮进行调零。

5）测试笔插孔：测试笔分为红、黑两支，使用时应将红色测试笔插入标有"+"号的插孔中，黑色测试笔插入标有"–"号的插孔中。

（2）电压表的基本原理：当把不同阻值的量程转换电阻与电流计串联时，万用表就成为量度范围不同的电压表，由图 3-8-2 可知

$$U_R = I_g R_0 = U - U_g \tag{3-8-1}$$

$$R_0 = \frac{U - U_g}{I_g} = \frac{U}{I_g} - R_g \tag{3-8-2}$$

式中，R_0 为需要串联的电阻，U 是扩程后的满量程电压值。如果在直流电压表上加入整流电路，即可构成一个交流电压表。

（3）电流表的基本原理：当把不同阻值的量程转换电阻与电流计并联时，万用表就成为量度范围不同的电流表，由图 3-8-3 可知，电阻 R_0 与电流计并联，因此 R_0 两端的电压与电流计两端电压相等，即

$$(I - I_g)R_0 = I_g R_g \tag{3-8-3}$$

$$R_0 = \frac{I_g R_g}{I - I_g} \tag{3-8-4}$$

式中，R_g 是表头内阻，I_g 是表头满度电流，I 是加分路后的满量程值，R_0 是并联分路电阻。

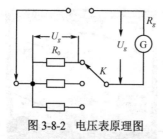

图 3-8-2 电压表原理图　　　　图 3-8-3 电流表原理图

（4）欧姆表的基本原理：当把干电池、变阻器及不同阻值的量程转换电阻与电流计串联时，万用表就成为量度范围不同的欧姆表。当通过转换旋钮把万用表转换成欧姆表时，被测电阻 R_x 接在万用表的"+"和"Ω"，两接线柱（有的万用表接在"+""–"两接线柱）之间，构成了如图 3-8-4 所示的串联电路。

由欧姆定律可得

$$E = I(R + R_g + R_x + R_0) \tag{3-8-5}$$

$$R_x = \frac{E}{I} - (R + R_g + R_0) \tag{3-8-6}$$

式中，R_x 为待测电阻；R_0 为限流电阻；R_g 为表头内阻；R 为调零电位器；I 为表头满度电流。

由式（3-8-6）可知，欧姆表的待测电阻 R_x 与满度电流 I 不是线性关系，所以欧姆表的刻度不是均匀分布的。

当待测电阻 $R_x = 0$ 时，即两测试笔短接，此时流过电流计的电流 I 应该为满量程值，即电流计的指针应在电阻表的零刻度处。如果此时电表的指针没有对准欧姆表的零刻度处，则须调整调零电位器。

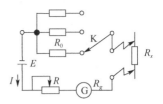

图 3-8-4　欧姆表原理图

当两测试笔开路时，流过电流计的电流应该为零，即电表的指针应该在欧姆表的无穷大处。

当 $R_x = R + R_g + R_0$ 时，流过电流计的电流 I 是满量程值的一半，此时电表的指针在表盘的中间位置处。因此，电阻 $R + R_g + R_0$ 称为中值。为了保证欧姆表读数的准确性，应该尽量在中值附近读数。

上述电流表、电压表、欧姆表三种功能的转换及各功能状态下的量程的选择是由万用表盘面上的转换旋钮 K 来实现的。

在测量前，将功能转换旋钮转到所需测量的相关挡上。用万用电表测量直流电压或直流电流时，万用电表的红测试笔（插在正接线柱）必须接电路中高电势处，黑测试笔（插在负接线柱）接低电势处，使电流由正极流入万用电表。若极性接反会烧坏万用电表。测交流时不分正负极。

2. 数字万用表　数字万用表是一种多用途电子测量仪器，有时也称为万用计、多用电表等。它的基本结构是数字采样电路、计算电路和显示部分。工作过程中，数字万用表根据使用者选择的挡位检测到各种模拟信号，这种被测信号通过万用电表内部的模数转换电路转换成数字信号，然后通过数字计算电路进行计算，最后在显示屏上以数字方式显示出来。图 3-8-5 为 A910D 数字万用表实物图。

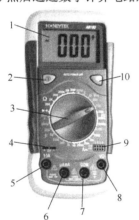

图 3-8-5　数字万用表
1. LCD 显示屏；2. 电源开关；3. 功能旋钮；4. 电容测量输入插孔；5. 测量 0.2～10A 内的电流输入插孔；6. 测量 0.2A 以下的电流输入插孔；7. 公共插孔；8. 电压、电阻、二极管、通断性测试、频率输入插孔；9. 三极管 h_{FE} 测量输入插孔；10. 交直流模式转换

数字万用表与指针式万用表相比，具有高灵敏度、高精度、显示清晰、过载能力强、使用更简单等优点。常用数字万用表可以对交直流电压、交直流电流、电阻、二极管、电容、三极管、频率进行测量，还可以进行通断性测试等。本实验以 A910D 型数字万用表为例，具体操作说明如下：

（1）电源开关：一般在用数字万用表之前就已装上电池，使用时打开开关就可以进行各种测量，使用后 15～25min 内，电表自动转入睡眠模式，此时电表基本处于断电状态，如果想再次使用，只需再一次按动电源开关即可。

（2）交直流模式转换按键：在测量电压或电流时，需要用按键 10 来选择交流或直流电。测量者可以通过显示屏看出仪表是处于交流还是直流模式。如果是交流模式，显示屏上会显示 "AC" 字符；如果是直流模式，显示屏上会显示 "DC" 字符。

（3）交直流电压的测量：将功能旋钮置于交直流电压 $V\approx$ 位置上的所需量程挡，然后用按键 10 分别选择到 "AC" "DC" 模式，将黑色测试笔插入 "COM" 插孔，红色测试笔插入 "VΩ" 插孔，测试笔并接在被测负载上，即可测得交直流电压值。

（4）交直流电流的测量：将功能旋钮置于交直流电压 "A≈" 位置上的所需量程挡，然后用按键 10 选择到 "AC" "DC" 模式，将黑色测试笔插入 "COM" 插孔，当被测电流在 200mA 以下时，红色测试笔插入 " μA mA " 插孔，如果被测电流在 200mA～10A，则红色测试笔移到 "10A" 插孔，测试笔串联接入被测电路中，即可测得交直流电流值。

（5）电阻的测量：将功能旋钮置于所需要的"Ω"量程挡，将黑色测试笔插入"COM"插孔，红色测试笔插入"VΩ"插孔，测试笔跨接在被测电阻两端，即可测出待测电阻值。

（6）通断性测试：将功能旋钮置于"━▶━·))"量程挡，将黑色测试笔插入"COM"插孔，红色测试笔插入"VΩ"插孔，将测试笔接触被测元件或回路两端，当所测阻值小于约70Ω时，内置蜂鸣器发声。

（7）二极管测试：将功能旋钮置于"━▶━·))"量程挡，黑色测试笔插入"COM"插孔，红色测试笔插入"VΩ"插孔，将测试笔跨接在被测二极管上（红色测试笔接二极管的正极，黑色测试笔接二极管的负极），仪表显示二极管的正向压降值。

（8）电容测试：将功能旋钮置于"F"位置上所需量挡，然后将电容插入CAP插口处进行测量。此处特别注意，测量前要将被测电容放电。

（9）三极管 h_{FE} 值（直流放大倍数）测量：将功能旋钮置于 h_{FE} 挡，区分三极管是PNP型还是NPN型，然后再将被测管E、B、C三脚分别插入三极管测量输入插孔内，此表显示为 h_{FE} 近似值，测试条件为基极电流约10μA，V_{ce} 约为2.8V。

（10）频率测量：将功能旋钮置于频率挡所需的量程上（即2kHz，20 kHz，200 kHz），将黑色测试笔插入"COM"插孔，红色测试笔插入"VΩ"插孔，测试笔跨接在电源或负载上，从仪表上读取测量结果。

【实验内容】

1. 测量电阻 旋转转换开关至欧姆挡适当量程处，将万用表的两测试笔短路，调节零位调节旋钮，使电表指针至"0"位。

注意：指针式万用表每次测量之前，特别是在换不同的量程时，必须进行电阻挡零位调节。数字万用表如有自调零的则无须这个过程。

（1）读数方法：对于指针式万用表，被测电阻值 R_x =指针示数×转换开关所指量程值。例如，某一次测量的表盘读数为20，转换开关所指量程为×100挡，则 $R_x = 20×100 = 2000(Ω)$，以此类推。对于数字万用电表来说，调整好挡位后即可测量并直接读数。

（2）将万用表的两测试笔分别接触每只电阻的两端，依次测出6个电阻的阻值，将所测数据填入表3-8-1中。

（3）在电路中测量电阻阻值：按图3-8-6连接电路，选好万用电表量程，经认真检查后，合上开关接通电源，通过调节变阻器阻值的大小来改变通过被测电阻 R_x 的电流，记录下电流分别为10.0mA，15.0mA，20.0mA，25.0mA，30.0mA，35.0mA，40.0mA时，待测电阻 R_x 两端相应的电压值，将测得的数据填入表3-8-2中。

（4）在直角坐标系中，设电流为横坐标，电压为纵坐标，画出电压与电流的关系曲线，理论上这条曲线应该是一条直线，这条直线的斜率就是被测电阻的阻值。根据所做图线的情况讨论成败原因。

2. 直流电压的测量 按照图3-8-7所示，将 R_1，R_2，R_3 三个电阻串联后接到直流电源 E 上。

（1）将转换开关转至直流电压挡处。首先估算被测电压值的大小，根据估算情况选择合适的量程，如果被测电压的大小不容易估算，则先选择较大量程，然后逐渐缩小，直到找到适当的量程为止，以避免大电压用小量程而烧坏电表。

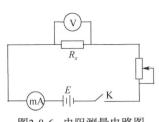

图3-8-6 电阻测量电路图

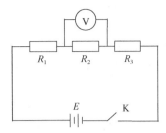

图3-8-7 直流电压测量电路图

（2）将电表并联在被测电路上，注意红测试笔接高电势端，黑测试笔接低电势端。若测试笔接反了，表针会反打。如果不知道待测电路的正负极性，可以将万用表量程调至最大挡，在被测电路上很快试一下，看电表指针怎样偏转，就可以判断出正、负极性。

（3）根据选择的量程和指针的位置，正确地读出数据。指针万用表的读数方法：转换开关所指的量程数值就是表盘上指针满刻度读数的对应值，读数时按照这个方法进行折算，就可以读出待测值，比如转换开关转至"直流电压"的5V量程挡上时，表盘上电表指针满刻度值500就相当于5V，如果电表指针指在400刻度处，则应读为4V。除了测量电阻外，其他测量均可按照这个方法进行读数。

（4）重复上述步骤，分别测量电路中R_1，R_2，R_3两端的电压，并测量R_1，R_2，R_3三个电阻串联后总的电压，将测量结果填入表3-8-3中。

（5）用数字万用表测量直流电压，则只需将功能旋钮转至所需量程挡，即可直接进行测量读数，将测量的结果填入表 3-8-3中相应的位置上。

3. 直流电流的测量 按图3-8-8所示，将R_1，R_2，R_3三个电阻并联后，将其接到直流电源E上。

（1）首先将转换开关转至直流电流挡上，根据待测电路的实际情况，估算待测电流的大小，选择适当量程。选择时应先选择

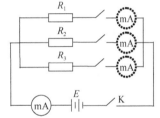

图3-8-8 直流电流测量电路图

较大量程，然后逐渐缩小，以找到适当的量程为止，以免烧坏电表。

（2）测量时，万电表与被测电路串联，红测试笔接高电势一端，黑测试笔接低电势一端。

（3）根据选择的量程和指针的位置正确读数，读数方法类似直流电压测量时的读数方法。

（4）重复上述步骤，分别测出通过R_1，R_2，R_3三个电阻的电流大小，并测出三个电阻并联后的总电流，将所测得的数据填入表3-8-4中。

（5）用数字万用表测量直流电流，则只需将功能旋钮转至所需量程挡，即可直接进行测量读数，将测量的结果填入表3-8-4中。

注意：实验中绝对不允许用电流挡测电压或直接用电流挡测电源的电流，以免损坏电表。

4. 晶体管管脚的判别 利用万用表的欧姆挡判别晶体二极管和三极管的管脚时，首先应明确：欧姆表内部有电池，而且电池的正极接在黑测试笔插孔一端，电池负极接在红测试笔插孔一端。另外，判别管脚时，要用$R\times100$或$R\times1k$挡。不能用$R\times1$，$R\times10$，$R\times10k$挡，因为$R\times1$，$R\times10$挡电流大，$R\times10k$电压高，容易使PN结烧坏或击穿。

（1）判别晶体二极管的极性：晶体二极管具有单向导电的特性，其反向电阻远大于正向电阻，因此将多用电表转至欧姆挡$R\times1k$挡，即可判断其正负极，测量时万用表的两个测试笔分别接在二极管的两个管脚上，调换二极管的两个管脚重新测量阻值，两次测量结果比较，阻值小的说明是正向电阻，因而此时黑色测试笔所接的管脚即为二极管的正极（P端），红色测试笔

接二极管的负极（N 端）。

（2）晶体三极管管脚的判别：将多用电表拨到欧姆挡 $R×1k$。

1）判断基极（b）：如图 3-8-9（a）为 PNP 管，图 3-8-9（b）为 NPN 管，由图中可以看出 PNP 和 NPN 管都是由两个二极管反极性串联而成，首先假定某管脚为基极 b，用红色测试笔接到假定的基极 b 上，用黑测试笔轮流接在其余两个管脚上，测其电阻，如果所测出的电阻值都很小或者很大，就可以判定红色测试笔所接的是基极；若两次所测出的电阻是一大一小，说明红色测试笔接的不是基极，然后分别以另外两个管脚为基极 b，重复上述测量即可判定基极。

2）判定 PNP 型或者 NPN 型：若红色测试笔接基极，当黑色测试笔依次接触到另外两极时，测出的电阻值都比较小，则该三极管属于 PNP 型；相反，如果测出的电阻值都比较大，则该三极管的型号为 NPN 型。

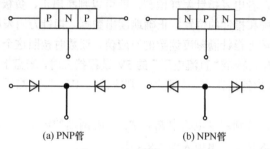

(a) PNP管　　　　　　　　　(b) NPN管

图 3-8-9　三极管示意图

3）判定集电极和发射极：经过上述判别已确定了基极和管型。下面判别集电极和发射极。确定基极之后，再测另外两个管脚（即发射极和集电极）间的电阻，然后交换两个测试笔重新测量另外两个管脚间的电阻。两次测量值是不相等的，其中电阻小的一次测量为正常接法，此时，对于 PNP 型管，黑色测试笔接的是发射极，红色测试笔接的是集电极；对于 NPN 型管，红色测试笔接的是发射极，黑色测试笔接的是集电极。

【实验结果】

1. 电阻的测量　分别用指针万用表和数字万用表直接测量 6 个电阻值，将所选量程和所测数值填入表 3-8-1 中，将选用伏安法测电阻所测的数据填入表 3-8-2 中。

表 3-8-1　直接测量电阻数据

	R_1	R_2	R_3	R_4	R_5	R_6
指针表量程						
指针表测量值						
数字表量程						
数字表测量值						

表 3-8-2　伏安法测电阻数据

电流值/mA	10.0	15.0	20.0	25.0	30.0	35.0	40.0
指针表电压值/mV							
数字表电压值/mV							

2. 直流电压的测量　用指针万用表和数字万用表分别测量 R_1，R_2，R_3 三个待测电阻两端的直流电压以及串联后总电压，将所测得的数据填入表 3-8-3 中。

表 3-8-3　直流电压测量数据

	U_1	U_2	U_3	U
指针表量程				
指针表测量值				
数字表量程				
数字表测量值				

3. 直流电流的测量　用指针万用表和数字万用表分别测出通过 R_1，R_2，R_3 三个电阻的电流大小，以及三个电阻并联后的总电流，将所测得的数据填入表 3-8-4 中。

表 3-8-4　直流电流的测量数据

	R_1	R_2	R_3
指针表量程			
指针表测量值			
数字表量程			
数字表测量值			

【注意事项】

（1）在测试时，应选择需要测试的挡，合适的量程，不应任意旋转挡位旋钮。若不知待测量的大小范围，则首先选择最大量程挡，再降至合适挡位测量。

（2）应注意红测试笔接电表的"正"极，黑测试笔接"负"极。

（3）测电路内某电阻阻值时，应切断被测电路的电源并断开被测电阻的一端。

（4）交直流挡不能混用，更不能用电阻挡测电流，或电流挡测电压，不能用电流挡直接测电源的电流。

（5）测量电阻时，每换一次量程，都要重新调整电阻调零旋钮进行调零，不能调零时，应更换电池。

（6）万用表用完后应将功能旋钮旋至交流电压挡的最大量程挡。

（7）读数时，应垂直观察到表针与其在表头镜子里反射出的像重合时方可读数。

【思考题】

（1）在测量电阻时，同时用两手分别捏住两测试笔的金属部分即电阻两端，这样做对测量结果有无影响？为什么？

（2）用万用电表测量 0.3mA 的电流时，分别用 1mA 和 10mA 的量程测量时所得的结果是否相同？哪个准确？为什么？

（3）测量电压时，万用电表的转换挡不能置于电流挡或电阻挡，为什么？

（4）电阻表的刻度为什么不是均匀的？

（5）使用万用表测量电阻时，通过电阻的电流是由什么电源供给的？万用表上的红色测试笔和黑色测试笔哪一个电势高？

（张立平　仇　慧）

实验九 人体阻抗的频率特性的测定

【实验目的】

（1）了解人体阻抗的概念，学会使用音频信号发生器。

（2）测定人体阻抗的频率特性。

【实验器材】

直流稳压电源、音频信号发生器、万用表、晶体管毫伏表、电阻、电极、导线等。

【实验原理】

阻抗是指在具有电阻、电感和电容的电路里，对交流电所起的阻碍作用，常用 Z 表示，它的单位是欧姆（Ω）。人体是一个组织结构非常复杂的导体。人体阻抗是皮肤阻抗和其他组织阻抗的综合结果，人体阻抗所携带的丰富的生理和病理信息可以对人体组织和器官进行无损伤的功能性评价，例如，对心、脑、肺及相关循环系统的功能进行评价，这有利于相关疾病的普查、预防和早期治疗。本实验可以在理论上了解人体阻抗产生的原因及其产生的物理机制，同时在实验中测量人体阻抗的频率特性。

1. 生物组织的电阻抗特性　生物组织电阻抗是评价生物组织电特性的主要指标。不同生物组织会有不同的阻抗，常常以此来区分生物组织。生物组织的阻抗特性取决于两个方面的因素：即由细胞膜的低漏电特性所导致的容抗和由细胞质与细胞间质所导致的电阻。因此，当改变测量频率时，组织阻抗也会随之变化，如表 3-9-1 所示。此表给出某些生物组织在不同频率下的电阻率（电阻率指的是单位截面积单位长度的电阻）参数。

表 3-9-1　不同频率下的生物组织电阻率参数表　　　　（单位：Ω·m ）

生物组线	1kHz	10kHz	100kHz	1MHz	10MHz
肝脏（牛）	25	20	11.1	5	3.33
大脑灰质（牛）	10	7.7	6.67	5	3.33
纵向肌肉（牛）	3.33	2.86	2.5	2	1.67

人体是由各种组织构成的非常复杂的导体，体表有一层导电性最差的皮肤，体内为导电性较强的体液和具有不同导电性的各种组织。人体阻抗是皮肤阻抗和其他组织阻抗之和，皮肤阻抗远大于其他组织阻抗。表 3-9-2 列出了人体部分组织的电阻率。

表 3-9-2　人体组织电阻率参数表　　　　（单位：Ω·m ）

人体组织	直流电	交流电	高频交流
肝	80	16	2.3
肌肉	90	15	2.55
皮肤（干）	40000	3000	4.35
皮肤（湿）	380	2500	4.35
脂肪	1080	32.5	27

实验表明，人体阻抗具有容性阻抗的特点。由于人体相当复杂，下面我们采用模拟的方法，来解释这一特点。

2. 皮肤阻抗　皮肤由表皮、真皮和皮下组织构成，表皮在皮肤的最外层。表皮最外侧是角质层，最里面的一层是基底层。表皮下面是真皮，真皮主要由结缔组织构成，其中尚有丰富的血管、淋巴管、皮脂腺、汗腺及肌肉等。皮下组织是由疏松的结缔组织及脂肪小叶构成。由于真皮及皮下组织导电性较好，可模拟为纯电阻 R，而表皮的阻抗大小主要取决于角质层，角质层的阻抗非常大，相当于一层很薄的绝缘膜，如图 3-9-1 所示，如果把真皮和电极片视为电容器的两极板，则角质层相当于该极板间的电介质。由于汗腺孔里有少量的离子通过，所以我们可以把表皮模拟为漏了电的电容器，相当于纯电容 C' 和纯电阻 R' 的并联，其并联阻抗 Z 为

$$Z = \frac{1}{\sqrt{(1/R')^2 + (\omega f C')^2}} \tag{3-9-1}$$

式中，$\omega = 2\pi f$，f 为交流电频率。由此，我们可以把皮肤阻抗模拟为如图 3-9-2 所示电阻电容的串并联组合。

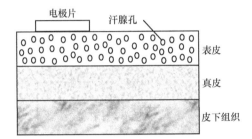

图3-9-1　人体皮肤的组织结构

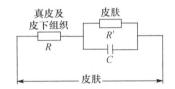

图3-9-2　皮肤阻抗的模拟电路

从以上分析可以看出，影响皮肤阻抗的因素主要有以下几个方面：

（1）皮肤的干湿程度：当皮肤潮湿时，汗腺孔里水分增多，导电性能增强，使 R 减小，从而导致皮肤阻抗下降，相反，皮肤干燥时，汗腺孔里水分减少，R 增大，皮肤阻抗增大。

（2）电流的频率：由皮肤阻抗公式可知，皮肤的阻抗和电流的频率成反比，当直流和低频交流电通过皮肤时，电流频率 f 较小，导致皮肤阻抗较大。当有高频交流电通过皮肤时，电流频率 f 较大，因而皮肤阻抗较小，通过理论分析可知，皮肤阻抗是随交流电频率的增加而减小的。图 3-9-3 给出了皮肤阻抗与交流电频率的关系曲线。

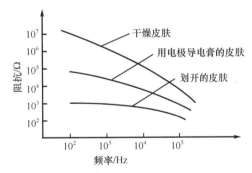

图3-9-3　皮肤阻抗与交流电频率的关系

3. 其他组织阻抗　电流通过皮肤后，就进入深部组织，其阻抗远小于皮肤阻抗，其导电性取决于其组成成分。体内有各种生物膜（如细胞膜），生物膜把两种导电性很好的溶液分隔开，膜对某些离子易渗透，对另一些离子不易渗透，因而可把生物膜视为漏电电容，其阻抗为膜电容和膜电阻的并联阻抗。细胞间质导电性强，可模拟为纯电阻。由此可把深部组织模拟为图 3-9-4 所示的电阻和电容的串并联组合。

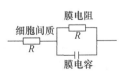

图 3-9-4　人体阻抗的模拟电路

综上所述，人体阻抗是皮肤阻抗和其他组织阻抗之和，是大小不同的电阻和电容的复杂组合。机体阻抗的等效电路如图 3-9-5 所示。

影响人体阻抗的因素除了电流的频率和皮肤的干湿程度外，性别、年龄、皮肤的血液循环状态、病理过程、神经系统的活动都对皮肤阻抗有影响。实际测量的人体阻抗还包括电极与皮肤的接触电阻。电极与皮肤接触的松紧，接触面积的大小，接触面的清洁程度以及电极与皮肤

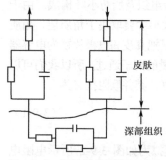

图 3-9-5 机体阻抗的等效电路

之间有无导电膏等都直接影响接触电阻，实际测量时要尽可能减小接触电阻。

【实验内容】

1. 人体直流阻抗的测量 实验装置如图 3-9-6 所示。先用消毒酒精清洗皮肤表面，把浸有 0.1% 的 NaCl 溶液的纱布敷在手臂的待测部位，然后用电极夹住，直流稳压电源输出 5.0V 的直流电压，电阻为 $R = 10$kΩ，按照实验装置图接通电路，等 5min 左右待电路稳定之后即可测量。

从实验装置图可以看出，电阻 R_1 和待测手臂串联在电路中，因此由欧姆定律可知

$$I = \frac{U_{R_1}}{R_1} = \frac{U_{ab}}{Z_1} \tag{3-9-2}$$

式中，I 为串联电路中电流；U_{R_1} 为电阻 R_1 两端的电压；U_{ab} 为手臂两端的电压；Z_1 为人体手臂的直流阻抗。由式（3-9-2）可得人体手臂的直流阻抗的表达式为

$$Z_1 = \frac{U_{ab}}{U_{R_1}} R_1 \tag{3-9-3}$$

因此用万用表分别测出 U_{R_1} 及 U_{ab} 的大小，代入式（3-9-3）即可计算出人体手臂的直流阻抗的大小。重复测量 6 次，计算出人体手臂直流阻抗的平均值。

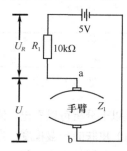

图3-9-6 人体直流阻抗测量实验装置

2. 人体交流阻抗的测量 如图 3-9-7 所示连接电路，电阻 $R_2 = 5.1$kΩ。先将信号发生器的输出衰减调至 40dB，并把输出微调逆时针调到底，打开电源开关，预热 5min 以上，然后逐渐增大输出使之为 40mV（用晶体管毫伏表测量），改变信号发生器的频率，频率范围在 $50 \sim 1 \times 10^5$Hz，并保持输出电压不变，分别用毫伏表测出对应的 U_{ab} 和 U_{R_2}。

根据公式 $Z_2 = R_2 U_{ab}/U_{R_2}$ 计算出手臂的交流阻抗 Z_2，重复测量 6 次，计算出 lg$f$ 的值，在平面直角坐标系中绘出 Z_2-lg$f$ 曲线，根据所得曲线说明变化规律，并指出人体阻抗呈何种性质。

3. 实验数据及处理

（1）人体直流阻抗的测量。将人体手臂直流阻抗测量所得的数据填入表 3-9-3 中。

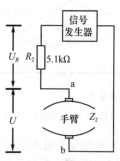

图 3-9-7 人体交流阻抗测量实验装置

表 3-9-3 人体手臂直流阻抗的测量

	1	2	3	4	5	6
U_{ab}						
U_{R_1}						
Z_1						

（2）人体交流阻抗的测量。将人体手臂交流阻抗测量所得的数据填入表 3-9-4 中。

表 3-9-4　人体手臂交流阻抗的测量

	1	2	3	4	5	6
U_{ab}						
U_{R_2}						
f						
Z_2						
$\lg f$						

【注意事项】
（1）实验过程中，不得随意改变电源输出电压，更不能把市电直接接入人体，要注意安全。
（2）待测部位应该选择没有伤口的地方。
（3）在作 Z_2-$\lg f$ 曲线时，将各点连成光滑曲线，离曲线太远的个别点要舍去。
（4）一切都要在教师的指导下进行。

【思考题】
（1）为什么潮湿的手比干燥的手更容易触电？为什么划开的皮肤更易触电？
（2）为什么要在电极与皮肤接触处加上浸有 NaCl 溶液的纱布？

（薛俭雷　柴　英）

实验十　分光计的调节

【实验目的】
（1）了解分光计的构造及各组成部分的作用。
（2）掌握分光计的调节方法。

【实验器材】
分光计、钠灯或汞灯、平面反射镜和照明装置等。

【预习提示】
（1）了解分光计的构造及各部分的作用。
（2）了解分光计的读数方法。
（3）望远镜的调节中当望远镜调至何种状态时才适合观察平行光。
（4）什么是渐进调整法？
（5）如何才能产生平行光？
（6）了解使用分光计时的注意事项。

【实验原理】
　　光线入射到光学元件（如平面镜、三棱镜、光栅等）上时会发生反射、折射或衍射。光的反射定律、折射定律定量地描述了光线在传播过程中方向发生偏折时角度间的相互关系，而光在传播过程中的衍射、散射等物理现象也都与角度这一概念有关，一些光学量如折射率、光波波长、色散率等都可以通过直接测量相关的角度来确定。因此，精确测量光线偏折的角度是光学实验技术的一项重要内容。
　　把复色光分成单色光的过程称为分光，复色光通过透明介质或一定的分光装置分解成单色光的现象，称为色散现象。棱镜、光栅和干涉系统，都可以把复色光分解成单色光。在实验室中，可以用一定的原理、分光元件或仪器把复色光分成单色光，分光仪就是最基本的仪器之一。

分光仪是用来精确测量入射光和出射光之间偏转角度的一种基本光学仪器，因而在工业上也称为测角仪。利用分光仪可以间接测量折射率、光波波长、色散率及进行光谱的定性分析。

1. 分光计的构造 分光计主要由五个部分构成：三角底座、载物台、望远镜、平行光管和读数圆盘，如图 3-10-1 所示。

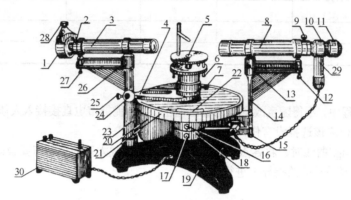

图 3-10-1　分光计结构

1. 狭缝装置；2. 狭缝装置锁紧螺丝；3. 平行光管；4. 制动架（二）；5. 载物台；6. 载物台调平螺丝；7. 载物台锁紧螺丝；8. 望远镜；9. 望远镜锁紧螺丝；10. 阿贝式自准直望远镜；11. 目镜调节手轮；12. 望远镜光轴倾角调节螺丝；13. 望远镜光轴水平调节螺丝；14. 支臂；15. 望远镜微调螺丝；16. 转轴与刻度盘止动螺丝；17. 望远镜止动螺丝；18. 制动架（一）；19. 底座；20. 转座；21. 刻度盘；22. 游标盘；23. 立柱；24. 游标盘微动螺丝；25. 游标盘制动螺丝；26. 平行光管光轴水平调节螺丝；27. 平行光管光轴高低调节螺丝；28. 狭缝宽度调节手轮；29. 目镜照明电源；30. 光源电源变压器

（1）三角底座。三角底座是整个分光计的底座，中央固定一中心轴，望远镜和读数圆盘可绕该轴转动，读数圆盘平面与中心轴垂直。

（2）载物台。载物台具有双层结构，上层用来放置待测物体或分光元件，两层之间有呈正三角形排放的三只弹簧螺丝，用来调节上层平台的高度和倾斜度。

（3）望远镜。望远镜的结构如图 3-10-2 所示，由物镜、十字刻线和目镜组成。十字刻线装在物镜和目镜之间的 B 筒上。B 筒可沿 A 筒轴向移动或转动以改变十字刻线与物镜之间的距离。十字刻线可以调到物镜的焦平面上。目镜由场镜和接目镜组成，目镜 C 装在 B 筒里，可沿 B 筒滑动以改变目镜与十字刻线的距离，将十字刻线调到目镜的焦平面上。阿贝式目镜是在目镜和十字刻线间装有一个全反射小三棱镜。光线由十字窗射到小三棱镜，经全反射后，照亮十字刻线，通过物镜向外射出光线，当光线遇到与之垂直的平面镜反射后再进入望远镜，所成的绿十字像与十字刻线重合，如图 3-10-3 所示。利用阿贝式目镜可以借其自身发出的平行光束进行调准，故称为自准直望远镜。整个望远镜可绕中心轴转动，其高低、水平可以调节。

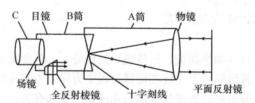

图 3-10-2　望远镜的结构示意图

（4）平行光管。它的作用是产生平行光，有一根长短可伸缩的圆筒套管，管端装有宽度可调的狭缝，另一端装有消色差透镜组。用光源照明狭缝成像，改变狭缝与透镜之间的距离，当狭缝像落在透镜的焦平面上时，像可成在无穷远处，此时平行光管射出的光束即为平行光束。借助调节螺丝可调节平行光管的高低和水平。

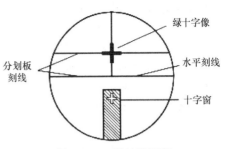

图 3-10-3 望远镜视窗

（5）读数圆盘。读数圆盘是由可绕中心轴转动的刻度盘和游标盘组成的。刻度盘分为360°，最小刻度为 30′，它与望远镜固连，可随望远镜一起转动。游标盘置于刻度盘上的左右两个读数小窗下面，每个盘分为30等分，与刻度盘的29小格相等。精密度为1′。读数时先读出游标零线所指的刻度盘上的度数（注意是否超过半度），再看游标盘上第几个小格与刻度盘上某刻度相重合，第几个小格重合，游标盘的读数即为几分，刻度盘的读数和游标盘的读数之和即为望远镜的位置，如图3-10-4所示。为了消除刻度盘的偏心误差，安装了相差180°的两个游标，计算望远镜的偏转角时，应分别求出两游标所指的始末读数差，取其平均值，即同时读出转动前左右两个小窗的读数 θ_1，θ_2 和转动后两个小窗读数 θ_1'，θ_2'。理论上 $\Delta\theta = \theta_1' - \theta_1 = \theta_2' - \theta_2$，为消除误差，实际的转角 $\Delta\theta$ 可按下式计算：

$$\Delta\theta = \frac{1}{2}\left[\left(\theta_1' - \theta_1\right) + \left(\theta_2' - \theta_2\right)\right]$$

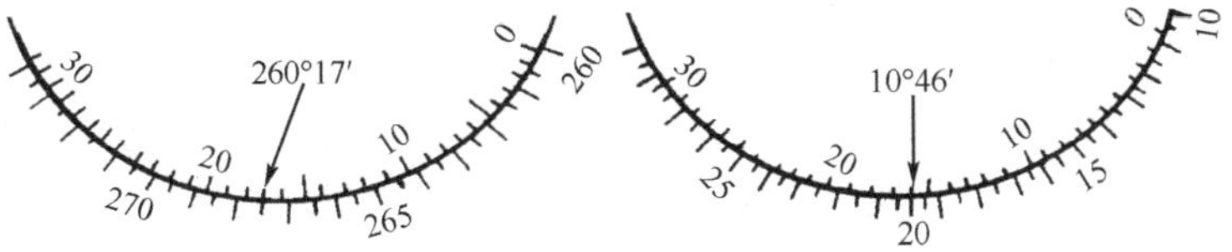

图 3-10-4 读数圆盘

2. 调整原理 对分光计调整的目的，是使进入狭缝的光通过平行光管中的凸透镜后形成平行光，平行光进入望远镜的物镜后，成像在物镜的焦平面上，同时像又落在目镜的焦平面内侧，使得眼睛对着目镜能看到清晰的狭缝像。

【实验内容】

分光计调节的重点在于以下三个方面：平行光管发出平行光；望远镜接收平行光（即望远镜聚焦于无穷远）；平行光管和望远镜的光轴等高且垂直于分光计的中心转轴。

1. 目测粗调

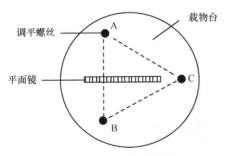

图 3-10-5 平面镜的放置

（1）调节望远镜和平行光管的主光轴在同一水平直线上。

（2）正确放置平面反射镜，将平面反射镜垂直放于载物台中央，使镜面任一侧边通过平台下某一调平螺丝C，如图3-10-5所示，另一侧边放于AB连线的中点处。

（3）调节载物台下三个螺丝，使载物台水平，台上反射镜的中心与望远镜及平行光管的主光轴在同一直线上。

2. 细调

（1）用自准直法调整望远镜有以下两个步骤。

1）调节目镜。转动目镜调节手轮 11，调节目镜与十字刻线间的距离，直至观测者能清晰地看见分划板上的十字刻线，这称为明视调节。注意：以下的调节将以明视调节为基础，所以明视调节过后不得在实验中再转动目镜调节手轮。

2）调节望远镜聚焦于无限远。接通望远镜电源，照亮绿色十字小窗。松开游标盘制动螺丝 25，缓慢地转动平台，同时通过望远镜细心寻找从平面镜反射回来的绿十字像，若找不到绿十字像，则说明平面镜的倾斜度不合适，此时可调节望远镜光轴倾角调节螺丝 12 和载物台下的调平螺丝 A 和 B，并左右移动望远镜，直到看到绿十字像为止。

松开望远镜锁紧螺丝 9，前后移动目镜对望远镜调焦，直到清晰地看到绿色十字像。此时分划板平面、目镜焦平面、物镜焦平面重合在一起，望远镜已聚焦于无穷远。

（2）调节望远镜光轴垂直于分光计转轴：当望远镜聚焦于无穷远时，望远镜光轴未必垂直仪器转轴。调节时可采用"渐近法"，即调节载物平台下的螺丝 A 和 B，使绿色十字像中心逼近分划板十字刻线的水平线一半，再调节望远镜光轴倾角调节螺丝 12 及平台下螺丝 A 和 B，使绿色十字像与十字刻线重合，然后旋转载物平台180°，重复上述步骤直到两个反射面反射回来的绿色十字像都与分划板上的十字刻线重合，如图 3-10-3 所示，这时望远镜的光轴就与分光计的转轴垂直了。

（3）调整平行光管：当望远镜调好之后，以它为基准，进行平行光管的调节。

1）调节平行光管发出平行光。为使通过平行光管的光线成为平行光，应将平行光管的狭缝位于平行光管物镜的焦平面上。调节时，先取下平面镜，用钠光灯或汞光灯照亮狭缝，用已调好的望远镜作标准，使望远镜正对着平行光管，调节狭缝装置锁紧螺丝 2，前后移动狭缝装置，直到在望远镜中清晰地看到狭缝像，这时表明狭缝已位于平行光管物镜的焦平面上，从平行光管发出的光束为平行光束，旋紧狭缝装置锁紧螺丝 2，固定狭缝。

2）调节平行光管垂直于分光计转轴。欲使平行光管的光轴垂直仪器的转轴，只要使平行光管的光轴与望远镜的光轴二者平行（此时望远镜光轴已垂直仪器轴）。调节狭缝至最窄，将狭缝转到水平位置，调节平行光管光轴水平调节螺丝 26，使望远镜中看到的狭缝像正好位于十字刻线的水平刻线上，且被竖直刻线左右等分，再将狭缝转成竖直位置上，且被水平刻线上下等分，这时平行光管的光轴平行于望远镜光轴，且垂直于分光计转轴，同时与望远镜等高共轴，如图 3-10-6 所示。

3）缝宽的调节。平行光管狭缝的宽窄是可调的，一般是狭缝的宽度窄些好，但过窄会使平行光管发出的平行光过弱，不利于测量。至此，整个分光计调节完毕。

【注意事项】

（1）分光计是精密仪器，要正确操作，切勿用手触及分光计各光学器件的表面。

（2）转动望远镜时，切勿直接推镜筒。

（3）调整分光计时一定要先目测粗调。

（4）在分光计调节过程中，已调好的各部分装置要保持不变。

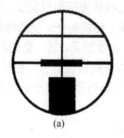 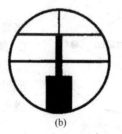

(a)　　　　　　　　　　(b)

图 3-10-6　平行光管光轴与望远镜光轴共线

【思考题】

（1）分光计由哪几部分构成？每部分的作用各是什么？

（2）要使望远镜内的绿十字像和平行光管的狭缝像清晰，各应如何调节？

（3）经过对望远镜水平粗调和载物台的水平粗调，能看到平面反射镜某一面反射回来的亮"十"字像，而另一面却看不到，是何原因？应如何处理？

（张立平）

实验十一　用分光计测定棱镜的折射率

【实验目的】

（1）加深对分光计结构、作用及工作原理的了解，熟练掌握分光计的调节方法。

（2）掌握三棱镜顶角的测量方法。

（3）学会用最小偏向角法测量三棱镜的折射率。

【实验器材】

分光计、玻璃三棱镜、钠灯或汞灯、平面反射镜和照明装置等。

【实验原理】

介质的折射率可以用很多方法测定，在分光计上用最小偏向角法测定玻璃的折射率，可以达到较高的精度。这种方法需要将待测材料磨成一个三棱镜。液体的折射率可用类似表面平行的玻璃板做一个中间空的三棱镜，充入待测的液体的方法进行测量。

当光从空气中射入折射率为 n 的介质时，在分界面处发生折射（图 3-11-1），入射角与折射角之间遵从折射定律

$$n = \frac{\sin i}{\sin i'} \tag{3-11-1}$$

一束单色光以 i_1 角入射到 AB 面上，经棱镜两次折射后，从 AC 面折射出来，出射角为 i_2'。入射光和出射光的夹角 δ 称为偏向角。当棱镜顶角 A 一定时，偏向角 δ 的大小随入射角 i_1 的变化而变化；而当 $i_1 = i_2'$ 时，δ 为最小。此时的偏向角称为最小偏向角，记为 $\delta_{\min}$。

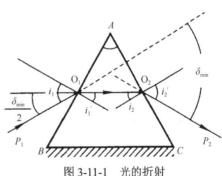

图 3-11-1　光的折射

由图 3-11-1 可以看到，此时 $i_1' = \dfrac{A}{2}$，有

$$\frac{\delta_{\min}}{2} = i_1 - i_1' = i_1 - \frac{A}{2} \tag{3-11-2}$$

则

$$i_1 = \frac{1}{2}(\delta_{\min} + A) \tag{3-11-3}$$

设棱镜折射率为 n，由折射定律得

$$\sin i_1 = n \sin i_1' = n \sin \frac{A}{2} \tag{3-11-4}$$

$$n = \frac{\sin i_1}{\sin \dfrac{A}{2}} = \frac{\sin \dfrac{\delta_{\min} + A}{2}}{\sin \dfrac{A}{2}} \tag{3-11-5}$$

因此，在三棱镜的折射率的测量中，只要测出三棱镜的顶角 A 和最小偏向角 δ，就可以计算出三棱镜的折射率 n。

【实验内容】

（1）调整分光计，使其处于工作状态。调整方法见实验十所述。

（2）使三棱镜的光学表面垂直望远镜光轴。

1）调载物台的上下台面大致平行，将棱镜放到载物平台上，使棱镜三边与台下三个螺钉的连线所成三边互相垂直，如图 3-11-2 所示，这样，通过调节螺钉可以调节棱镜光学表面的倾斜度。

2）接通目镜照明光源，遮住从平行光管射来的光。转动载物平台，在望远镜中观察从三棱镜的两个光学表面 AC 和 AB 反射回来的十字像，只调台下三个螺钉，使其反射像都落到上十字线处。

注意：每个螺钉调节的动作要轻，并同时观察它对各侧面反射像的影响。棱镜调好后，其位置不能再动。

3）测棱镜顶角。对两游标做一适当标记，分别称左游标和右游标，在记录数据时，切勿颠倒。扭紧望远镜和刻度盘的锁紧螺丝，使望远镜和刻度盘固定不动。转动游标盘，使棱镜 AC 面正对望远镜，如图 3-11-3 所示。分别记下左、右游标的读数 θ_1 和 θ_2。再转动游标盘，使棱镜 AB 面正对望远镜，分别记下左、右游标的读数 θ_1' 和 θ_2'。同一游标两次读数之差 $|\theta_1 - \theta_1'|$ 或 $|\theta_2 - \theta_2'|$，即是载物台转过的角度 ϕ，所以

$$\phi = \frac{1}{2}\left[|\theta_1 - \theta_1'| + |\theta_2 - \theta_2'|\right] \tag{3-11-6}$$

而 ϕ 是 A 角的补角，即

$$A = \pi - \phi \tag{3-11-7}$$

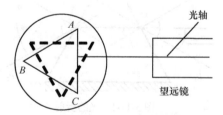

图3-11-2 三棱镜的放置

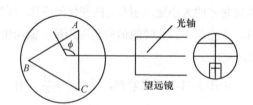

图3-11-3 测棱镜顶角

反复测量三次，数据填入表 3-11-1 中，并求出 A 的平均值。

表 3-11-1 测量三棱镜的顶角

次数	望远镜正对 AB 面		望远镜正对 AC 面		$\phi = \dfrac{1}{2}\left[|\theta_1 - \theta_1'| + |\theta_2 - \theta_2'|\right]$	$A = \pi - \phi$
	左游标 θ_1	右游标 θ_2	左游标 θ_1'	右游标 θ_2'		
1						
2						
3						

（3）三棱镜的最小偏向角。

1）使平行光管狭缝对准钠光灯光源。

2）松开望远镜制动螺钉和游标盘制动螺钉，把载物台及望远镜转至如图3-11-4所示的位置（1）处，再左右微微转动望远镜，找出棱镜折射出的光线。

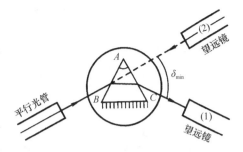

图3-11-4　测量最小偏向角

3）轻轻转动载物台（改变入射角i_1），望远镜中将看到光线跟着移动。改变i_1，使光线往δ减小的方向移动（即向顶角A方向移动）。望远镜跟着光线移动，直到棱镜继续转动，而光线开始反向移动（即偏向角反而变大）为止。这个反向移动的转折位置，就是光线以最小偏向角射出的方向。固定载物台，微动望远镜，使其分划板上的中心竖线对准谱线。

4）测量。记下此时两游标的读数θ_1和θ_2。取下三棱镜（载物台保持不动），转动望远镜对准平行光管，即图3-11-4中（2）的位置，以确定入射光的位置，再记下两游标的读数θ_1'和θ_2'。此时该光线的最小偏向角为

$$\delta_{\min} = \frac{|\theta_1 - \theta_1'| + |\theta_2 - \theta_2'|}{2} \tag{3-11-8}$$

反复进行三次，将数据填入表3-11-2中。将$\delta_{\min}$值和测得的棱镜A角平均值代入式（3-11-5）计算n，并计算最小偏向角的平均值。

表 3-11-2　测量三棱镜的最小偏向角

次数	望远镜对准黄色谱线		望远镜对准平行光管		$\delta_{\min} = \dfrac{|\theta_1 - \theta_1'| + |\theta_2 - \theta_2'|}{2}$
	左游标 θ_1	右游标 θ_2	左游标 θ_1'	右游标 θ_2'	
1					
2					
3					

【注意事项】

（1）所有光学仪器的光学面均不能用手擦拭，应该用镜头纸轻擦，三棱镜、平面镜应妥善放置，以免损坏。

（2）分光计是较精密的光学仪器，不允许在制动螺钉锁紧时强行转动望远镜或游标盘等，也不要随意拧动狭缝。

（3）在读数前务必检查分光计的几个制动螺钉是否锁紧，以防读数过程中，望远镜或游标盘转动，这样取得的数据不可靠。

（4）在游标读数过程中，由于望远镜可能位于任何方位，故处理数据时，应注意望远镜转动过程中是否过了刻度零点。

（5）读数时，左、右游标不要弄混。

【思考题】

（1）分光计游标盘上为什么要设置两个游标？两个游标应如何利用？

（2）三棱镜对绿光、蓝光等的最小偏向角是否一样？

（张立平）

实验十二 光波波长的测定

【实验目的】

（1）了解光栅放置、调节方法，熟悉用光栅测光波波长的原理。

（2）进一步掌握分光计的构造及调节方法。

（3）掌握用分光计和透射光栅测光波波长的方法。

【实验器材】

分光计、衍射光栅、汞灯、平面镜、照明灯。

【实验原理】

衍射光栅，广泛用于研究光谱和测定光波波长，通常简称为"光栅"，是一种非常精密的光学器件，光栅分透射光栅和反射光栅两类，本实验采用透射光栅。光栅是用金刚石在玻璃板上刻上等间距的平行刻痕所制成的。刻痕处因为发生漫反射而不易透光，可以看做不透光部分，两刻痕间的光滑部分可以透光，可看做狭缝，这就构成了透射光栅。在光栅上刻痕的宽度和两条刻痕之间透光部分的宽度之和称为光栅常数，用 d 表示。实用的光栅每毫米有几十条、上千条甚至上万条刻痕。

如图 3-12-1 所示，当平行光垂直照射到光栅平面上时，光栅上的每一条狭缝都将在屏幕上的同一位置处产生单缝衍射的图样，同时各条狭缝的衍射光又将在屏幕上相干叠加，因此在屏幕上呈现的光栅衍射图样是单缝衍射和多缝干涉的总效果。

当单色平行光垂直入射到光栅平面时，凡衍射角符合条件

$$d \sin \phi = \pm k\lambda, \quad k = 0,1,2,\cdots \tag{3-12-1}$$

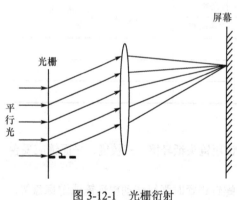

图 3-12-1 光栅衍射

的光波将加强而产生明条纹。式中，d 为光栅常数，ϕ 为衍射角，k 表示明条纹的级数。当 k 取不同值时，形成各级明条纹。如果用复色光垂直入射，当 $k=0$ 时，不同波长的零级明条纹重叠在同一位置，因此零级明纹仍为复色光，称为中央零级明条纹。当 $k=1,2,\cdots$ 时，不同波长的同一级明纹的衍射角不同，并按波长从短到长的次序自中央向外侧依次排列，这样的谱线称为光栅光谱。由式（3-12-1）可知，利用光栅衍射所形成的明暗条纹的规律，可测出光栅常数或光波波长。

本实验中，用汞光源照亮分光计平行光管的狭缝，汞光束通过平行光管后变为平行光，然后垂直照射到光栅上而产生衍射，通过望远镜可观察到汞灯的光栅光谱，图 3-12-2 所示的光谱为 $k=1$ 时汞灯的光栅光谱。

实验中，如果先将望远镜旋转至零级谱线位置，然后固定住，记下左右两个游标的读数 θ_0，θ'_0，再转动望远镜至左一级谱线位置固定住，记下左右游标的读数 θ_1，θ'_1，继续转动望远镜至右一级谱线位置固定住，记下左右游标读数 θ_2，θ'_2，则按下式可计算出衍射角 ϕ 的大小

$$\phi_{左} = \frac{1}{2}\left[(\theta_1 - \theta_0) + (\theta'_1 - \theta'_0)\right] \tag{3-12-2}$$

$$\phi_{右} = \frac{1}{2}\left[(\theta_2 - \theta_0) + (\theta'_2 - \theta'_0)\right] \tag{3-12-3}$$

$$\phi = \frac{1}{2}\left(\phi_{左} + \phi_{右}\right) \tag{3-12-4}$$

【实验内容】

1. 基本调节

（1）按照分光计的调节实验中的相关方法和要求对分光计进行调节，使其处于正常使用状态。

（2）打开汞灯将其对准平行光管的狭缝，转动狭缝装置，同时在望远镜的目镜中观察，使狭缝像与望远镜中十字叉丝的竖线重合，然后固定望远镜不动。

（3）将衍射光栅放在载物台上，放置方法为光栅平面垂直平分载物台下两螺丝 A、B 的连线，光栅的中心约在平行光管和望远镜的连线上。以光栅平面为反射面，使由光栅反射回来的绿色"十"字像与望远镜的十字叉丝无视差重合，此时光栅平面

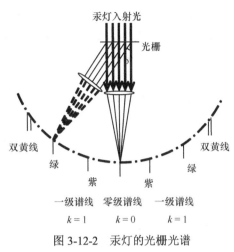

图 3-12-2　汞灯的光栅光谱

即与望远镜的光轴以及平行光管的光轴垂直，在这个过程中要特别注意望远镜和平行光管都已调整完毕不能再动，所以只能调节载物台下的 A 或者 B 两个螺丝，此时零级明条纹的像也与十字叉丝的竖线重合，然后固定载物台。

（4）转动望远镜，观察汞灯的光栅光谱的情况，如果中央零级明纹两侧衍射条纹高低不同，则说明光栅上的刻线与分光计转轴不平行。此时望远镜、平行光管以及载物台下的螺丝 A 和 B 都已调整好，不能再动，因此只能调节载物台下的螺丝 C，直至零级明纹两侧的衍射条纹高低基本一致，此时即可进行测量。

由以上步骤可知，本实验只要测出光栅常数和双黄线的衍射角，代入公式（3-12-1）即可计算出双黄线的波长。

2. 光栅常数的测量　要想测出 $k=1$ 情况下的双黄线的波长，必须先测出光栅常数 d 。本实验给出绿色光的波长 $\lambda = 546.07\,\text{nm}$ ，由公式（3-12-1）可知， $k=1$ ， $\lambda_{绿光} = 546.07\,\text{nm}$ ，只要实验中测出绿色光的衍射角 ϕ ，就可计算出光栅常数 d 的大小。

（1）转动望远镜至中央零级明纹位置，使零级明纹与望远镜中十字刻线的竖线重合，然后固定望远镜，分别记下左右两个游标的读数 θ_0 ， θ_0' 。注意左侧游标的读数用 θ_0 表示，右侧游标的读数用 θ_0' 表示。

（2）向左侧转动望远镜，找到左侧的绿色谱线后，使其与望远镜中十字刻线的竖直刻线重合，固定望远镜，记下左右两个游标的读数 θ_1 ， θ_1' 。注意左侧游标的读数用 θ_1 表示，右侧游标的读数用 θ_1' 表示。

（3）再将望远镜转动至右侧，找到右侧绿色谱线，使绿色谱线与望远镜中十字刻线的竖直刻线重合，固定望远镜，记下左右两个游标的读数 θ_2 ， θ_2' 。同样注意左侧游标的读数用 θ_2 表示，右侧游标的读数用 θ_2' 表示。重复上述步骤三次，将结果填入表 3-12-1 中。

由公式（3-12-4）可计算出绿光的衍射角 ϕ ，将 $k=1$ ， $\lambda_{绿光} = 546.07\,\text{nm}$ 及绿色光的衍射角 ϕ 的值代入公式（3-12-1）中，即可计算出光栅常数 d 的大小。 d 已测出，由公式（3-12-1）可知，如果 $k=1$ ，要想测双黄线的波长，只要测出双黄线的衍射角即可。

3. 双黄线衍射角的测量 由图 3-12-2 可知，在绿色谱线的外侧有两条黄色谱线，称为双黄线，他们相互平行且间距很小，我们把距离中央零级明纹最近的那条黄线称为第一黄线，稍远一点的那条黄线称为第二黄线。实验中要求分别测出第一黄线、第二黄线的衍射角，测量方法与绿色谱线衍射角的测量方法相同。将测量的数据分别填入表 3-12-2 和表 3-12-3 中。

由公式（3-12-4）分别算出双黄线的衍射角 ϕ_1 和 ϕ_2，至此双黄线的波长即可测出。

【实验数据】

1. 光栅常数的测量 将光栅常数测定部分所测得的数据填入表 3-12-1 中。

表 3-12-1 光栅常数的测量

次数	θ_0	θ_0'	θ_1	θ_1'	θ_2	θ_2'	ϕ	d
1								
2								
3								

2. 双黄线波长的测量 将测量第一黄线和第二黄线所得数据分别填入表 3-12-2 和表 3-12-3 中。

表 3-12-2 第一黄线衍射角的测量

次数	θ_0	θ_0'	θ_1	θ_1'	θ_2	θ_2'	ϕ	λ_1
1								
2								
3								

表 3-12-3 第二黄线衍射角的测量

次数	θ_0	θ_0'	θ_1	θ_1'	θ_2	θ_2'	ϕ	λ_2
1								
2								
3								

【注意事项】

（1）实验中严禁用手或其他物体碰触光学元件的表面；取放光学元件要小心，只允许接触基座或非光学表面。

（2）光栅易碎，实验中要轻拿轻放，不用时放在实验台的中央。

（3）测量过程中，不要碰光栅，否则将破坏入射光与光栅面的垂直。

（4）从光栅平面反射回来的绿十字像亮度较弱，应细心观察。

（5）尽量减少汞灯的开关次数。

（6）转动望远镜时，不能手把着望远镜转动，而应手把着它的支架转动。

【思考题】

（1）在分光计的调节过程中，是怎样保证衍射角 ϕ 所在的平面与中心转轴垂直的？如果不是这样，将会对测量结果有何影响？说明原因。

（2）如果光栅平面和转轴平行，但刻痕和转轴不平行，那么整个光谱将有什么异常？对测量结果有无影响？

（3）如果光栅位置不正确，对测量结果有什么影响？如果平行光管的狭缝过宽，对实验有什么影响？

（4）试比较用光栅分光计和用三棱镜分光得出的光谱各自的特点。

（王　洁）

实验十三　显微摄影

【实验目的】

（1）了解摄影显微镜的基本结构。

（2）掌握显微摄影的基本原理、使用方法及洗、印相的过程；

【实验器材】

显微镜、显微摄影装置、标本、三色灯、塑料盘、竹夹、显影液、定影液、感光纸、胶片、上光机。

【实验原理】

显微摄影是把显微镜的物镜和目镜所组成的光学成像系统作为照相机的镜头去拍摄一般用肉眼无法看清的标本。这种对微小物体的"放大录像"，可直接为教学、科研提供方便。

在医药领域，在显微镜下观察微小的物体，往往有一些现象是随机和暂时的，通过照相可以使暂时现象得以永久记录，以供日后分析研究或作为资料保存。显微摄影技术可以使肉眼看不见的现象变成肉眼可以看到的固定图像，因而对于医药类专业的学生，掌握这一技术是非常必要的。生物显微镜的结构如图 3-13-1 所示。

（1）成像系统由照相机、取景器和物镜组成。物镜将标本作第一次放大，然后由取景器将第一次放大的像作第二次放大，成像于胶片上。

（2）照明系统由聚光器、视场光阑、集光镜和卤素灯等组成。光线由卤素灯发出，经集光镜成平行光，然后聚光器

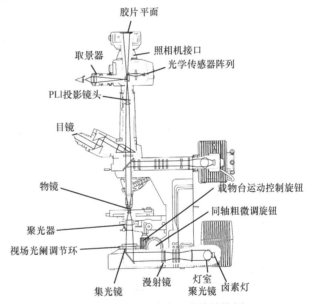

图 3-13-1　摄影生物显微镜结构图

将外来光线会聚在标本上。视场光阑可改变光阑孔径，适当调节照明亮度，以便使用不同数值孔径的物镜观察时获得清晰的物像，也可以适当改变灯泡的亮度，以适应观察需要。

根据几何光学原理，组成光学系统的透镜、面镜和棱镜等光学元件，都有一定的孔径，它们必然限制用以成像的光束的截面。所有这些光学元件的边框和特加的有一定形状开孔的屏统称为光阑。一个实际光学系统可能有许多光阑，比如，孔径光阑、视场光阑、渐晕光阑和消杂光光阑等。这些光阑中必有一个决定成像光束的截面或立体角，这种光阑称为孔径光阑。在同一空间中，将所有的光孔成像到第一个光孔的物空间，对轴上物点张角最小的那个光孔"像"所共轭的光孔就是孔径光阑，这个光孔"像"叫入射光瞳，这个张角叫物方孔径角。也可以把所有的光孔成像到最后一个光孔的像空间，对轴上像点张角最小的那个光孔"像"所共轭的光孔就是孔径光阑，这个光孔"像"叫出射光瞳，这个张角叫像方孔径角。

　　显微镜是由物镜和目镜组成的光学系统，物镜是该系统的孔径光阑。由于物镜前面无光学元件，所以以物镜又兼作入射光瞳。物镜通过在它后面的目镜在像空间所成的像就是该系统的出射光瞳。如图 3-13-2 中的物镜 MN 是显微镜系统的孔径光阑兼入射光瞳，而 MN 通过目镜的像 M'N'就是该系统的出射光瞳。显微镜的摄影像就是标本 AB 的放大虚像 A"B" 通过出射光瞳所成的小孔像。所谓小孔就是显微镜的出射光瞳。因此，根据小孔成像原理，在出射光瞳以外很大范围内可以得到清楚的摄影像，此像是无聚焦像。

　　显微摄影是把显微摄影仪（显微摄影装置）装在摄影生物显微镜目镜上，把从显微镜观察到的影像记录在胶片上。

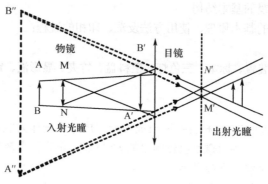

图 3-13-2　显微摄影成像系统

　　常用的底片或像纸是在片基上均匀涂上一薄层卤化银颗粒乳胶而制成的。在光照作用下，卤化银颗粒还原出少量金属银而形成潜像，经显影后潜像就成为黑色的图像。

　　显影后的底片再经过定影液作用时，把未经曝光的溴化银溶解在定影液中而离开胶片，使该处变为透明，因此可获得与实物黑白相反的影像，所以又叫负片，这就是冲洗过程。如果将底片和相纸放在印相箱上再次曝光，经过与上述同样的显影和定影之后，就可以在相纸上得到与实物黑白一致的影像。

【实验内容】

1. 拍照

　　（1）调节光源。打开电源开关，调节聚光镜上下位置，并适当开启视场光阑的大小，以获得最佳照明。

　　（2）将标本移到工作台中央，转动同轴粗微调旋钮，先将工作台上升到最高，用眼睛在取景器中寻找标本的像的同时下降工作台，这时必须注意工作台只许下调，不许上调，直到能在取景器目镜中见到标本的像，再轻轻调节直到标本的像清晰为止。此步操作必须细致认真，严防不慎损坏镜头或标本。

　　（3）拍照。按照标本的薄厚、拍摄的环境、视野的明暗程度和像的反差程度选择好合适的曝光时间，用不同的曝光时间拍摄三次，并记下每片相应的曝光时间。

　　（4）拍照完毕，转动同轴粗微调旋钮将工作台向下移动到底，再将视场的亮度调至最小，然后关上电源开关，用罩子罩好显微镜。

2. 冲洗底片　底片冲洗的整个过程都要在暗室中进行，步骤如下：

　　（1）显影：显影是使底片通过显影溶液的化学作用，以潜像上已析出的银为显影中心，将附近卤化银颗粒中的银还原出来。感光强的部分，析出的银就多，感光弱的部分，析出的银就少，没有感光的部分，就没有银析出。显影进行一段时间后，发黑程度不同的一幅黑白图像就会呈现出来。具体显影过程为：先将装有显影液、清水、定影液的塑料盘依次摆好，关掉所有光源，打开暗盒，取出胶片。将胶片药面向上浸入显影液中反复倒片，使胶片与药液充分接触。显影时间为 5～14min，显影液的温度最好在 18～20℃。显影结束记下显影的具体时间。显影后的图像还不稳定，需要继续经过定影、水洗等操作。

（2）定影：定影的作用是将经过显影后的底片上未起光化作用的卤化银颗粒溶去，而把已被还原的金属银颗粒固定下来，定影也需要掌握好时间，时间太短定影作用不完全，时间太长会使底片发黄变质。具体过程为：将已显影的底片放在清水中，将显影液清洗干净，然后药面向上放入定影液中反复晃动，定影 10min 以上，记录定影时间。

（3）把定影后的胶片放在清水中，将定影液清洗干净，清洗干净的底片用吹风机吹干即成负片。

3. 印相 印相的过程要在红灯下进行。整个过程需要用到印相箱、显影液、清水、定影液及三色灯等，每一实验小组从左到右依次放置显影液、水和定影液，水池中有大量清水用来最后冲洗相片。

（1）曝光：将底片药面向上放在印相箱的玻璃上，然后把感光纸药面向下放在底片上，用印相箱盖压紧。根据底片的厚薄、反差程度及曝光灯的亮度选择合适的曝光时间，打开白灯进行曝光，并记录下曝光时间。

（2）显影：将已曝光的相纸放入显影液中，用夹子夹住相纸的一角，在显影液中轻微地来回摆动，同时在红灯下观察显像情况，这时可观察到相纸上由浅到深逐渐显出影像来，等到相片上各个细节与层次都非常清晰可分时，取出照片，记录下来显影时间。把相片放入清水中，将残留在照片上的药液清洗干净。显影时间为 1～3min，这个时间根据不同的情况有所不同。比如，显影液的浓度、温度、相纸的曝光程度、新鲜程度等。

（3）定影：从清水中取出相片，放入定影液中，来回摆动几次后停放在定影液中，定影 15min 左右，记录下定影时间。

（4）上光：把定影后的相片用清水洗净，如果条件允许可以让相片在清水中浸泡较长一段时间，彻底把相片上残留的定影液及杂质清洗干净，这有利于长时间保存相片。从清水中取出相片，将水滴净，然后把像面朝下放在上光机的上光板上，扣上布盖，接通电源，用橡胶滚筒在布盖上来回滚动多次，推压出水分，使上光均匀，烘干后的照片会自动地从上光板上脱落，至此上光过程完成。上光过程中，不准在烘干前用手扯拉照片，否则会撕掉照片的药面。

用裁纸刀将相片裁好，选择一张贴在实验报告上，注明所选相片的曝光、显影和定影时间，并对照片的质量进行综合分析，找出成功与失败的原因。

【注意事项】

（1）使用显微镜时，手指切忌接触各镜头玻璃表面，若镜面上有污秽，可请实验室工作人员处理。

（2）插入胶片暗盒后应再次检查取景器中影像是否清晰。

（3）在显影和定影过程中，一定记住药液的摆放顺序，防止放错，影响实验结果。

（4）调焦时，注意工作台的高度，避免物镜压到标本上。

【思考题】

（1）调焦时，显微镜的工作台为什么要先上后下？

（2）一张显微相片，若模糊并且整个相片偏白，试说明引起这种情况的可能原因。

（张淑丽 薛俭雷）

实验十四 集成模拟运算电路的使用

【实验目的】

（1）研究由集成运算放大器组成的比例、加法、减法和积分等基本运算电路的功能。

（2）学会上述电路的测试和分析方法。

（3）了解运算放大器在实际应用时应考虑的问题。

【实验器材】

模拟电路实验箱、函数信号发生器、数字万用表、数字示波器、直流稳压电源、晶体毫伏表、集成运算放大器 741、电阻和导线若干。

【实验原理】

集成运算放大器（简称集成运放）是一种具有高电压放大倍数的直接耦合多级放大电路。当把集成运放看作理想运放并工作在线性区时，集成运放具有两个重要特点，即虚短和虚断。

当集成运放工作在线性区时，输出电压应与输入差模电压满足线性关系，即

$$u_o = A_{od}(u_- - u_+) \tag{3-14-1}$$

由于 u_o 为有限值，而 $A_{od} = \infty$，所以净输入电压 $(u_- - u_+) = 0$，即

$$u_- = u_+ \tag{3-14-2}$$

这说明集成运放的两个输入端相当于短路，而实际上又不是短路，故称两个输入端"虚短"。

由理想运放的"虚短"知净输入电压为零，又因为理想运放的输入电阻 $R_{id} = \infty$，所以两个输入端的输入电流也均为零，即

$$i_- - i_+ = 0 \tag{3-14-3}$$

这说明集成运放的两个输入端看上去相当于断路，故称两个输入端"虚断"。

"虚短"和"虚断"是分析集成运放输出和输入关系的两个基本原则。当集成运放外部接入不同的线性或非线性元器件组成输入和负反馈电路时，可以灵活地实现各种特定的函数关系。在线性应用方面，可组成比例、加法、减法、积分、微分和对数等模拟运算电路。

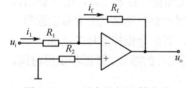

图 3-14-1 反向比例运算电路

1. 反相比例运算电路 反相比例运算电路的结构如图 3-14-1 所示。输入信号 u_i 经输入端电阻 R_1 送到集成运放的反相输入端，而同相输入端通过电阻 R_2 接"地"。反馈电阻 R_f 跨接于输出端和反相输入端之间，形成深度电压并联负反馈。

根据理想运放"虚短"和"虚断"的特点可知

$$i_1 \approx i_f, \quad u_- \approx u_+ = 0 \tag{3-14-4}$$

由图 3-14-1 可得出

$$i_1 = \frac{u_i - u_-}{R_1} = \frac{u_i}{R_1} \tag{3-14-5}$$

$$i_f = \frac{u_- - u_o}{R_1} = \frac{-u_o}{R_1} \tag{3-14-6}$$

所以输入电压与输出电压的关系为

$$\frac{u_o}{u_i} = -\frac{R_f}{R_1} \tag{3-14-7}$$

式（3-14-7）表明，输出电压与输入电压是比例运算关系，或者说反相放大的关系。如果 R_1

和 R_f 的阻值足够精确，而且运算放大器的电压放大倍数很高，就可以认为 u_o 与 u_i 间的关系只取决于 R_f 和 R_1 的比值，与运算放大器本身的参数无关，这就保证了比例运算的精度和稳定性。式中负号表示 u_o 与 u_i 反相。

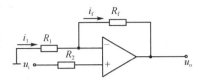

图 3-14-2　同相比例运算电路

2. 同相比例运算电路　同相比例运算电路的结构如图 3-14-2 所示。输入信号 u_i 经输入端电阻 R_2 送到集成运放的同相输入端，而反相输入端通过电阻 R_1 接"地"。反馈电阻 R_f 跨接于输出端和反相输入端之间。

根据理想运放"虚短"和"虚断"的特点可知

$$i_1 = -\frac{u_-}{R_1} = -\frac{u_i}{R_1} \qquad (3-14-8)$$

$$i_f = \frac{u_- - u_o}{R_f} = \frac{u_i - u_o}{R_f} \qquad (3-14-9)$$

$$i_1 = i_f \qquad (3-14-10)$$

由上列各式得

$$\frac{u_o}{u_i} = 1 + \frac{R_f}{R_1} \qquad (3-14-11)$$

式（3-14-11）中，$1 + \dfrac{R_f}{R_1}$ 为正值，表示 u_o 与 u_i 同相，并且比值永远大于或等于 1，不会小于 1，这点和反相比例运算电路不同。

当 $R_1 = \infty$（断开）或 $R_f = R_2 = 0$ 时，由式（3-14-11）可得

$$\frac{u_o}{u_i} = 1 \qquad (3-14-12)$$

这就是同号器，或称为电压跟随器。

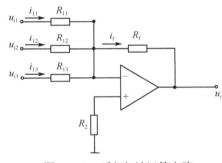

图 3-14-3　反相加法运算电路

3. 反相加法运算电路　反相加法运算电路是将三路输入信号 u_{i1}，u_{i2} 和 u_{i3} 同时加到集成运放的反相输入端，其结构如图 3-14-3 所示。

根据理想运放"虚短"和"虚断"的特点可得

$$i_{11} = \frac{u_{i1}}{R_{11}}, \quad i_{12} = \frac{u_{i2}}{R_{12}}, \quad i_{13} = \frac{u_{i3}}{R_{13}} \qquad (3-14-13)$$

$$i_f = \frac{-u_o}{R_f} = i_{11} + i_{12} + i_{13} \qquad (3-14-14)$$

由上列各式可得

$$u_o = -\left(\frac{R_f}{R_{11}} u_{i1} + \frac{R_f}{R_{12}} u_{i2} + \frac{R_f}{R_{13}} u_{i3} \right) \qquad (3-14-15)$$

当 $R_{11} = R_{12} = R_{13} = R_1$ 时，上式为

$$u_o = -\frac{R_f}{R_1} \left(u_{i1} + u_{i2} + u_{i3} \right) \qquad (3-14-16)$$

当 $R_1 = R_f$ 时，

$$u_o = -\left(u_{i1} + u_{i2} + u_{i3} \right) \qquad (3-14-17)$$

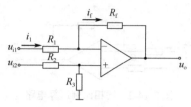

图 3-14-4　减法运算电路

由式（3-14-16）和式（3-14-17）可见，反相加法运算电路与运算放大器本身的参数无关，只要电阻阻值足够精确，就可保证加法运算的精度和稳定性。其中同相输入端的电阻 R_2 称为平衡电阻，其大小应满足 $R_2 = R_{11} /\!/ R_{12} /\!/ R_{13}$。

4. 减法运算电路　减法运算电路是在集成运放的两个输入端都加入信号。其中，输入信号 u_{i1} 通过电阻 R_1 加到集成运放的反相输入端，u_{i2} 通过电阻 R_2 加到集成运放的同相输入端，其结构如图 3-14-4 所示。由图可列出

$$u_- = u_{i1} - i_1 R_1 = u_{i1} - \frac{(u_{i1} - u_o) R_1}{R_1 + R_f} \tag{3-14-18}$$

$$u_+ = \frac{u_{i2} \cdot R_1}{R_2 + R_3} \tag{3-14-19}$$

根据理想运放"虚短"和"虚断"的特点可得

$$u_{i1} - \frac{(u_{i1} - u_o) \cdot R_1}{R_1 + R_f} = \frac{u_{i2} \cdot R_1}{R_2 + R_3} \tag{3-14-20}$$

即

$$u_o = \left(1 + \frac{R_f}{R_1}\right) \frac{R_3}{R_2 + R_3} \cdot u_{i2} - \frac{R_f}{R_1} u_{i1} \tag{3-14-21}$$

当 $R_1 = R_2$ 和 $R_f = R_3$ 时，上式为

$$u_o = \frac{R_f}{R_1} (u_{i2} - u_{i1}) \tag{3-14-22}$$

当 $R_1 = R_f$ 时，得

$$u_o = u_{i2} - u_{i1} \tag{3-14-23}$$

从式（3-14-22）和式（3-14-23）可见，该电路可作为减法器使用。从另一个角度看，该电路也实现了对输入差模信号的比例运算，所以也称为差分比例运算电路。

5. 基本积分运算电路　基本积分运算电路对输入信号进行反相积分。电路主要应用了电容两端的电压与流过电容的电流具有积分运算关系这一原理，在基本积分运算电路中采用电容作为反馈元件，其结构如图 3-14-5 所示。根据理想运放"虚短"和"虚断"的特点可得

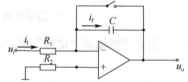

图 3-14-5　基本积分运算电路

$$i_f = i_1 = \frac{u_i}{R_1} \tag{3-14-24}$$

$$u_o = -u_c = -\frac{1}{C_f} \int i_f \mathrm{d}t = -\frac{1}{R_1 C_f} \int u_i \mathrm{d}t \tag{3-14-25}$$

上式表明 u_o 与 u_i 成正比关系。

若输入信号 u_i 为直流信号，其幅值为 U_i，则输出为

$$u_o = -\frac{U_i}{R_1 C_f} \cdot t \tag{3-14-26}$$

式中负号表示输出与输入反相，t 为积分时间。该式表明输出电压 u_o 随时间 t 的线性增长而线性下降，而 u_o 的幅值却随时间 t 的线性增长而呈线性上升，直到接近集成运放的饱和电压 U_m。

图 3-14-5 中 K 的设置一方面为积分电容放电提供通路，另一方面可实现积分电容初始电压 $u_c(0) = 0$，除此以外还可以控制积分起始点，即每次加入信号 u_i 后，只要断开 K，电路就开始进行积分运算。注意每次积分前，都应接通 K 使积分电容放电。

6. 基本微分运算电路 微分运算是积分运算的逆运算，将基本积分运算电路的反馈电容和输入电阻互换，就构成基本微分运算电路，其结构如图 3-14-6 所示。

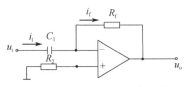

图 3-14-6 基本微分运算电路

由图可以列出

$$i_1 = C_1 \frac{du_c}{dt} = C_1 \frac{du_i}{dt} \qquad (3-14-27)$$

$$u_o = -i_f R_f = -i_1 R_f \qquad (3-14-28)$$

所以

$$u_o = -R_f C_1 \frac{du_i}{dt} \qquad (3-14-29)$$

即输出电压与输入电压对时间的一阶导数成正比。

【实验内容】

1. 反向比例运算电路

（1）按图 3-14-1 连接电路，接通±12V 的直流电源。

（2）外加直流信号 U_i，测量表 3-14-1 中所指定的电压值。

表 3-14-1 反向比例运算电路输出电压值

U_i /mV	10	100	500	800	1000	1200	1500	2000
U_o（计算值）								
U_o（测量值）								

（3）输入正弦波，频率为 100Hz，幅值为 0.5V，用晶体毫伏表测量输出端的电压，并用示波器观察输出 u_o 与输入 u_i 的关系，记入表 3-14-2 中。

表 3-14-2 反向比例运算电路输出电压波形

U_i/V	U_o/V	u_i 波形	u_o 波形	A_V（计算值）	A_V（测量值）

2. 同相比例运算电路

（1）按图 3-14-2 连接电路，接通±12V 的直流电源。

（2）外加直流信号 U_i，测量表 3-14-3 中所指定的电压值。

表 3-14-3 同向比例运算电路输出电压值

U_i /mV	10	100	500	800	1000	1200	1500	2000
U_o（计算值）								
U_o（测量值）								

（3）输入正弦波，频率为100Hz，幅值为0.5V，用晶体毫伏表测量输出端的电压，并用示波器观察输出 u_o 与输入 u_i 的关系，记入表3-14-4中。

表3-14-4 同向比例运算电路输出电压波形

U_i/V	U_o/V	u_i波形	u_o波形	A_V（计算值）	A_V（测量值）

3. 反相加法运算电路

（1）按图3-14-3连接电路，接通±12V的直流电源。

（2）外加直流信号 U_{i1}，U_{i2} 和 U_{i3}，测量表3-14-5中所指定的电压值。

表3-14-5 反向加法运算电路输出电压值

U_{i1}/mV	U_{i2}/mV	U_{i3}/mV	U_o（计算值）	U_o（测量值）
50	50	50		
100	50	200		
−100	200	50		

4. 减法运算电路

（1）按图3-14-4连接电路，接通±12V的直流电源。

（2）外加直流信号 U_{i1} 和 U_{i2}，测量表3-14-6中所指定的电压值。

表3-14-6 减法运算电路输出电压值

U_{i1}/mV	U_{i2}/mV	U_o（计算值）	U_o（测量值）
50	50	150	100
100			
200			

5. 基本积分运算电路

（1）按图3-14-5连接电路，接通±12V的直流电源。

（2）闭合开关K，使 $u_c(0)=0$。

（3）断开开关K，外加直流信号 $U_i=-1V$，用示波器观察 u_o 波形的变化，测量饱和输出电压 U_m 和有效积分时间 T（输出从零开始积分到 U_m 的时间），记入表3-14-7中。

表3-14-7 基本积分运算电路饱和输出电压和波形

U_m/V	T/s	u_o波形

（4）断开开关K，分别输入频率为1000Hz，幅值为2V的方波和正弦波，用示波器观察输出 u_o 与输入 u_i 的相位、大小关系。

6. 基本微分运算电路

（1）按图 3-14-6 连接电路，接通 ±12V 的直流电源。

（2）输入正弦波，频率为 100Hz，幅值为 0.5V，用示波器观察输出 u_o 与输入 u_i 的相位关系，测量输出端的电压，记入表 3-14-8 中。

表 3-14-8 基本微分运算电路输出电压和波形（输入正弦波）

U_o/V	u_i 波形	u_o 波形

（3）输入频率为 100Hz，幅值为 0.5V 的方波，用示波器观察输出 u_o 与输入 u_i 的波形，测量输出端的电压，并记入表 3-14-9 中。

表 3-14-9 基本微分运算电路输出电压和波形（输入方波）

U_o/V	u_i 波形	u_o 波形

（4）改变方波的频率，幅值保持为 0.5V，观察输出 u_o 与输入 u_i 的波形，并记入表 3-14-10 中。

表 3-14-10 基本微分运算电路输出波形（输入方波）

$f/$ kHz	0.2	0.5	0.8	1	1.5	2	3
u_o 波形							

【思考题】

（1）理想运算放大器具有哪些特点？

（2）运算放大器用作模拟运算电路时，"虚短""虚断"能永远满足吗？在什么条件下"虚短""虚断"将不再存在？

（张立平）

实验十五　组合逻辑电路的分析与设计

【实验目的】

（1）掌握组合逻辑电路的分析方法，并验证其逻辑功能。

（2）掌握组合逻辑电路的设计方法。

（3）了解数字电路的合理布线方法。

【实验器材】

数字实验箱、双踪示波器、数字万用表、74LS00（或 CC4011）、74LS20（CC4013）、74LS86（或 CC4030）。

【实验原理】

通常逻辑电路可分为组合逻辑电路和时序逻辑电路两大类。电路在任何时刻，输出状态只决定于同一时刻各输入状态的组合，与先前的状态无关的逻辑电路称为组合逻辑电路。

1. 组合逻辑电路的分析　对已给定的组合逻辑电路分析其逻辑功能，组合逻辑电路的分析步骤如下：

（1）由给定的组合逻辑电路写出函数式。

（2）对函数式进行化简或变换。

（3）根据最简式列真值表。

（4）确认逻辑功能。

2. 组合逻辑电路的设计

（1）组合逻辑电路的设计是按照具体逻辑命题设计出最简单的组合电路。其步骤如下：

1）根据给定事件的因果关系列出真值表；

2）由真值表写出函数式；

3）对函数式进行化简或变换；

4）画出逻辑图，并测试逻辑功能。

掌握了上述分析方法和设计方法，即可对一般电路进行分析、设计，从而可以正确地分析电路，以及设计出能满足逻辑功能和技术指标要求的电路。

（2）组合逻辑电路设计举例。

用"与非"门设计一个表决电路。当四个输入端中有三个或四个为"1"时，输出端为"1"。

设计步骤：根据题意列出真值表如表 3-15-1 所示。

由表得出逻辑表达式，并演化为"与非"形式：

$$Z = ABC + BCD + ACD + ABD = \overline{\overline{ABC} \cdot \overline{BCD} \cdot \overline{ACD} \cdot \overline{ABD}}$$

表 3-15-1　真值表

输入	D	0	0	0	0	0	0	0	0	1	1	1	1	1	1	1	1
	A	0	0	0	0	1	1	1	1	0	0	0	0	1	1	1	1
	B	0	0	1	1	0	0	1	1	0	0	1	1	0	0	1	1
	C	0	1	0	1	0	1	0	1	0	1	0	1	0	1	0	1
输出	Z	0	0	0	0	0	0	0	1	0	0	0	1	0	1	1	1

最后画出用"与非门"构成的逻辑电路如图 3-15-1 所示。

【实验内容】

1. 组合逻辑电路的逻辑功能分析

（1）测试图 3-15-2 所示电路的逻辑功能。

1）用一片 74LS00 和一片 74LS86 组成图 3-15-2 所示的逻辑电路。为便于接线和检查，在图中要注明芯片编号及各引脚号。

2）图 3-15-2 中 A，B 接电平开关，Z 接电平显示灯。

3）写出 Z 的逻辑函数式。按表 3-15-2 要求，改变 A、B 的状态，测出相应输出状态及输出电压填入其中。将运算结果与实验结果进行比较。

（2）测试图 3-15-3 所示电路的逻辑功能。

1）用两片 74LS00 组成图 3-15-3 所示的逻辑电路，在图中注明芯片编号及各引脚号。

2）图中 A、B 接电平开关，Z 接电平显示灯。

3）写出 Z 逻辑函数式。按表 3-15-3 要求，改变 A、B 的状态，测出相应输出状态及输出电压并填入表中。将运算结果与实验结果进行比较。

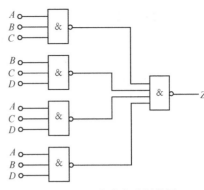

图 3-15-1　表决电路逻辑图

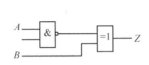

图3-15-2　测试电路的逻辑功能

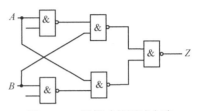

图3-15-3　逻辑功能测试电路

表 3-15-2　逻辑电路 1 的逻辑功能分析

输入		输出	
A	B	Z	电压/V
0	0		
0	1		
1	0		
1	1		

表 3-15-3　逻辑电路 2 的逻辑功能分析

输入		输出	
A	B	Z	电压/V
0	0		
0	1		
1	0		
1	1		

2. 设计下列组合逻辑电路

（1）用异或门和与非门设计一个一位全加器：列出真值表，写出函数式，画出逻辑电路图，并在图中标明芯片引脚号，接线并验证真值表。

（2）在一个射击游戏中，每人可打三枪，一枪打鸟（A），一枪打鸡（B），一枪打兔子（C）。规则是：打中两枪并且其中有一枪必须是打中鸟者得奖（Z）。试用与非门设计判断得奖的电路。

【实验结果】

（1）对各项实验列真值表，写函数式，画出完整的接线图，并标出集成块引脚号。

（2）分析实验中出现的问题。

（3）总结组合逻辑电路分析与设计方法。

【思考题】

分析讨论实验中发生的现象和问题。

（张立平）

第四章 综合性物理实验

实验一 声速的测量

【实验目的】

（1）掌握用共振干涉法、相位比较法、时差法及多普勒效应测声速的原理和技术。

（2）了解多普勒效应的应用，用多普勒效应测空气中的声速及物体的运动速度。

（3）学习用逐差法进行数据处理。

（4）加深对纵波波动和驻波特性的理解。

【实验器材】

声速测定仪、示波器、信号发生器、多普勒测试仪、多普勒测试架。

【实验原理】

声波是在弹性介质中传播的一种机械波，由于其振动方向与传播方向一致，故声波是纵波。振动频率在 $20\sim2\times10^4$Hz 的声波可以被人们听到，称为可闻声波，频率低于 20Hz 的声波称为次声波，频率超过 2×10^4Hz 的声波称为超声波。

超声波在介质中的特征量与介质的性质及状态等因素有关，因而声波特征量的测量（如频率、波速、波长、声压衰减和相位等）是声学应用技术中的一个重要内容，特别是声速的测量，在声波定位、探伤、测距等方面具有重要的意义。

1. 超声波的产生与接收 超声波的产生与接收可以由两只结构完全相同的超声压电陶瓷换能器完成。压电陶瓷换能器可以实现声压和电压之间的转换，它主要由压电陶瓷环片、轻金属铝（做成喇叭形状，这样可增加辐射面积）和重金属（如铁）组成。超声波的产生是利用压电陶瓷的逆压电效应，在交变电压作用下，压电陶瓷纵向长度周期性地伸、缩，形成机械振动而在空气中产生超声。超声波的接收是利用压电陶瓷的正压电效应使声压变化转变为电压的变化。

压电换能器系统有其固有的谐振频率 f_0，当输入电信号的频率接近谐振频率时，压电换能器产生机械谐振，当输入电信号的频率等于谐振频率时，它的振幅最大，作为波源其辐射功率就最大。当外加强迫力以谐振频率迫使压电换能器产生机械谐振时，它作为接收器转换的电信号最强，即灵敏度最高。

本实验中，压电换能器的谐振频率在 $35\sim45$kHz 内，相应的超声波波长约为 1cm。由于波长短，而发射器端面直径比波长大得多，所以定向发射性能好，离发射器端面稍远处的声波可以近似认为是平面波。

2. 声速测量的方法 由于在波动过程中超声波的波速 v、波长 λ 和频率 f 之间存在下列关系：

$$v = \lambda f \qquad (4\text{-}1\text{-}1)$$

所以，在实验中可通过测定超声波的波长 λ 和频率 f 来求得超声波的声速 v。利用这种原理的常用方法有共振干涉法和相位比较法。

另外，声波传播的距离 L 与传播的时间 t 存在下列关系：

$$L = vt \qquad (4\text{-}1\text{-}2)$$

因此，只要测出距离 L 与传播的时间 t，就可测出超声波的速度 v，这就是时差法测量超声波声速的原理。

（1）共振干涉（驻波）法：实验装置如图 4-1-1 所示，图中 S_1 和 S_2 为压电陶瓷超声换能器，S_1 作为超声波源，低频信号发生器发出的信号接入换能器后，换能器即能发射出一平面超声波。S_2 作为超声波的接收器，接收的声压转换成电信号后，输入示波器进行观测。S_2 在接收超声波的同时还反射一部分超声波，这样由 S_1 发出的超声波和由 S_2 反射的超声波在 S_1、S_2 之间干涉而出现驻波现象。

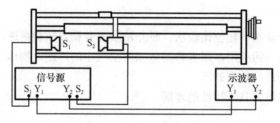

图 4-1-1　实验装置图

设入射波方程为

$$y_1 = A\cos\left(\omega t - \frac{2\pi}{\lambda}x\right) \tag{4-1-3}$$

反射波方程为

$$y_2 = A\cos\left(\omega t + \frac{2\pi}{\lambda}x\right) \tag{4-1-4}$$

入射波与反射波干涉，在空间某点的合振动方程为

$$y = y_1 + y_2 = \left(2A\cos\frac{2\pi}{\lambda}x\right)\cos\omega t \tag{4-1-5}$$

式（4-1-5）为驻波方程，其中 ω 为超声波的角频率，λ 为超声波的波长，t 为经过的时间，x 为经过的距离。

由此可见，叠加后的超声波仍然以相同的角频率 ω 做简谐振动，但其振幅将随距离 x 按 $\cos\left(\frac{2\pi x}{\lambda}\right)$ 变化。当 $\cos\frac{2\pi}{\lambda}x = 1$ 或 $\frac{2\pi}{\lambda}x = k\pi$ 时，在 $x = k\lambda/2$，其中 $k = 1,2,3,\cdots$ 的位置上，合振动振幅最大，称为波腹。当 $\cos\frac{2\pi}{\lambda}x = 0$ 或 $\frac{2\pi}{\lambda}x = (2k-1)\frac{\pi}{2}$ 时，在 $x = (2k-1)\lambda/4$，其中 $k = 1,2,3,\cdots$ 的位置上，合振动振幅最小，称为波节。由上述讨论可知，相邻两波腹（或波节）之间的距离为 $\lambda/2$。

在图 4-1-1 所示的装置中，S_1 为自由端，端面必定是声波波腹，当 S_1 和 S_2 表面之间的距离 x 为半波长的整数倍时，即

$$x = k\frac{\lambda}{2}, \quad k = 0,1,2,\cdots \tag{4-1-6}$$

示波器上可观察到信号的幅度较大。当 x 不满足式（4-1-6）条件时，信号的幅度较小。在幅度较大时，再仔细调节信号发生器频率，可找到信号幅度相对最大的状态。对某一特定波长，可以有一系列的 x 值满足式（4-1-6），所以在移动 S_2 的过程中，可以观察到一系列幅度相对最大的状态（图 4-1-2），在任意两个相邻共振状态之间，S_2 移动的距离为 $\lambda/2$。由于散射和其他损耗的存在，幅值的各极大值随距离增大而逐渐减小。

我们只要测出各极大值对应的接收器 S_2 的位置，就可测出波长。由信号源读出超声波的频率值后，即可由式（4-1-1）求得声速。

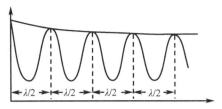

图 4-1-2　接收器表面声压随距离的变化

（2）相位比较（行波）法：波是振动状态的传播，也可以说是位相的传播。当沿波传播方向上的任何两点同相位时，这两点间的距离就是波长的整数倍。利用这个原理，可以精确地测量波长。实验装置如图 4-1-1 所示，从 S_1 发出的超声波通过介质到达接收器 S_2 时，在发射面和接收面两处的相位差为

$$\Delta\varphi = \varphi_2 - \varphi_1 = 2\pi f \frac{x}{v} = 2\pi \frac{x}{\lambda} \tag{4-1-7}$$

$\Delta\varphi$ 的测定可用相互垂直的振动合成的李萨如图形来进行。输入 S_1 的信号同时接入示波器的 x 轴，S_2 接收到的信号接入示波器的 y 轴。

设输入 x 轴的入射波在 S_1 处的振动方程为

$$x = A_1 \cos(\omega t + \varphi_1) \tag{4-1-8}$$

输入 y 轴的波在 S_2 处的振动方程为

$$y = A_2 \cos(\omega t + \varphi_2) \tag{4-1-9}$$

则合振动方程为

$$\frac{x^2}{A_1^2} + \frac{y^2}{A_2^2} - \frac{2xy}{A_1 A_2}\cos(\varphi_2 - \varphi_1) = \sin^2(\varphi_2 - \varphi_1) \tag{4-1-10}$$

此方程的轨迹由相位差 $\Delta\varphi = \varphi_2 - \varphi_1$ 决定。若 $\Delta\varphi = 0$，则轨迹为直线，如图 4-1-3（a）所示；若 $\Delta\varphi = \dfrac{\pi}{2}$，则轨迹是以坐标轴为主轴的椭圆，如图 4-1-3（b）所示；若 $\Delta\varphi = \pi$，则轨迹为直线，如图 4-1-3（c）所示。由前面的分析和式（4-1-7）可知，若 S_2 向离开 S_1 方向移动的距离为 $x = (2k+1)\lambda/2$，则 $\Delta\varphi = (2k+1)\pi$（$k = 1, 2, \cdots$）。随着 S_2 的移动，$\Delta\varphi$ 在 $0 \to \pi$ 变化时，李萨如图形如图 4-1-3 所示，由 $a \to b \to c$ 变化，并且 $\Delta\varphi$ 每变化 2π，图形就会重复变化一次，所以由图形变化可测出 $\Delta\varphi$。同理，只要图形重复变化一次，S_2 移动的距离就为 λ。

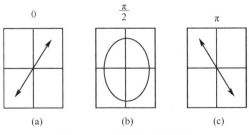

图 4-1-3　相位比较法轨迹

（3）时差法：驻波法测声速是利用示波器观察波谷和波峰，或观察两个波间的相位差，但存在读数误差，较精确测量声速时常常采用时差法。时差法测量声速的实验装置仍采用上述仪器，原理如图 4-1-4 所示。由信号源提供一个脉冲信号，经 S_1 发出一个脉冲波，经过一段距离的传播后，该脉冲信号被 S_2 接收，再将该信号返回信号源，经信号源内部线路分析，比较处理后，输出脉冲信号在 S_1，S_2 之间的传播时间为 t，传播距离 L 可以从游标尺上读出，采用式（4-1-2）

即可计算出声速。

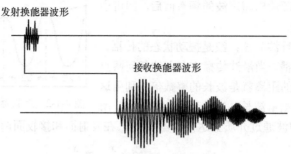

图 4-1-4 发射波与接收波

（4）多普勒效应法。我们讨论声波的多普勒效应，图 4-1-5 所示为多普勒测试架，设声源在原点，声源振动频率为 f，接收点在 x，运动和传播都在 x 方向，声源、接收器和传播介质不动时，在 x 方向传播的声波的数学表达式为（设声源、接收器在 x 方向运动，传播介质不动，声速为 C_0）

$$P = P_0 \cos\left(\omega t - \frac{\omega}{C_0} x\right) \tag{4-1-11}$$

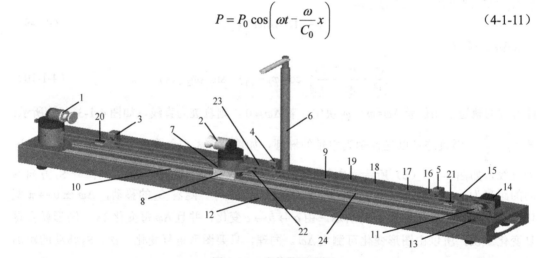

图 4-1-5 多普勒测试架

1. 发射换能器；2. 接收换能器；3、5. 左右限位保护光电门；4. 测速光电门；6. 接收线支撑杆；7. 小车；8. 游标；9. 同步带；10. 标尺；11. 滚花帽；12. 底座；13. 复位开关；14. 步进电机；15. 电机开关；16. 电机控制；17. 限位；18. 光电门 II；19. 光电门 I；20. 左行程开关；21. 右行程开关；22. 行程撞块；23. 挡光板；24. 运动导轨

1）声源运动的速度为 V_s，介质和接收点不动，表示式为

$$P = P_0 \cos\left[\frac{\omega}{1 - M_s}\left(t - \frac{x_0}{C_0}\right)\right] \tag{4-1-12}$$

其中，$M_s = \dfrac{V_s}{C_0}$ 是声源运动的马赫数，可得

$$f_s = \frac{f}{1 - M_s} \tag{4-1-13}$$

2）声源、介质不动，接收器运动速度为 V_r，可得

$$f_r = (1 + M_r)f = \left(1 + \frac{V_r}{C_0}\right)f \tag{4-1-14}$$

其中，$M_r = \dfrac{V_r}{C_0}$ 是接收器的马赫数，同向为正，反向为负。

3）介质不动，声源速度为 V_s，接收器速度为 V_r，可得

$$f_{rs} = \frac{1 + M_r}{1 - M_s}f \tag{4-1-15}$$

4）介质运动速度为 V_m，声源和接收器不动，接收到的频率为

$$f_m = (1 + M_m)f \tag{4-1-16}$$

其中，$M_m = \dfrac{V_m}{C_0}$ 是介质运动的马赫数。

用多普勒效应测声速，由公式

$$f_r = \left(1 + \frac{V_r}{C_0}\right)f \tag{4-1-17}$$

可得

$$C_0 = \frac{f}{\Delta f}V_r \tag{4-1-18}$$

其中

$$\Delta f = \frac{|f_{r正} - f| + |f_{r反} - f|}{2} \tag{4-1-19}$$

（5）逐差法处理数据：当自变量等间隔变化，而两个物理量之间又呈线性关系时，采用逐差法进行数据处理。本实验中的共振干涉法和相位比较法所测得的数据就可采用该方法处理。L_i 代表每次测量值，取偶数个测量值（本实验中要至少选取 10 个数值），按顺序分成数量相等的两组 $(L_1, L_2, L_3, L_4, L_5)$ 和 $(L_6, L_7, L_8, L_9, L_{10})$，则利用共振干涉法和相位比较法所得波长为

$$\lambda_{共} = \frac{2}{25}\left[|L_{10} - L_5| + |L_9 - L_4| + |L_8 - L_3| + |L_7 - L_2| + |L_6 - L_1|\right] \tag{4-1-20}$$

$$\lambda_{相位} = \frac{1}{25}\left[|L_{10} - L_5| + |L_9 - L_4| + |L_8 - L_3| + |L_7 - L_2| + |L_6 - L_1|\right] \tag{4-1-21}$$

【实验内容】

1. 共振干涉法测量空气中的声速

（1）熟悉信号源面板上的各项功能以及示波器的使用方法。按图 4-1-1 接好线路，并将两换能器 S_1、S_2 之间的距离调至 5cm 左右。

（2）打开信号源与示波器的电源，将信号源面板上的"测试方法"确定为连续波，"传播介质"确定为空气，然后调节"发射强度"（从示波器上观察电压峰–峰值为 10V），调节"信号频率"，观察频率调整时接收波的电压幅度变化。在某一频率点处（34.5~42.5kHz）电压幅度最大，此频率即为换能器 S_1 和 S_2 相匹配频率点，记下该频率值。

（3）转动 S_2 的移动螺柄，逐步增加 L，观察示波器上 S_2 电压的输出变化，当电压达到极大值时，记下 S_2 的位置 L_1。

（4）继续增加 L，达到下一个极大值点，记下 L_2，需测 20 个点（至少 10 个点）。

2. 用相位法测量空气中的声速

（1）利用李萨如图形比较发射信号与接收信号间的相位差。移动接收器，依次记下图形为斜直线时游标尺上的读数，连续两次观察到倾角相同的斜直线对应于相位改变了 2π，即对应接收器改变了一个波长的距离。

（2）测量出现同方向斜线的连续 10 个点的位置，用逐差法处理数据。

3. 用时差法测量空气中的声速　实验中超声波的发射是个单脉冲，可确定精确的发射时点。但在接收端由于被接收到的单脉冲激发出余振，单脉冲引起的是衰减振荡，其余振可以在两个探头间产生共振，对接收时点的测定产生了干扰，故测量中必须避免将探头停在共振的位置上。是否出现共振可通过示波器看出。

（1）将面板上"测试方法"确定为脉冲波，"传播介质"确定为空气（S_1 和 S_2 间距约大于 10cm）。

（2）调节"接收增益"，在接收增益尽量小的前提下，做到时间读数约在 400μs 且读数稳定。

（3）记录此时的距离值 L_1 和显示时间 t_1。移动 S_2 到另一点（L_2）并调节接收增益，保持信号幅度不变，记录 L_2 和 t_2。

（4）重复步骤（3），测量六七个点，记录下各次的 L_i、t_i，可用下式计算：

$$v = (L_i - L_1) / (t_i - t_1)$$

4. 用时差法测量液体中的声速

（1）选用加水的测量仪器。

（2）将面板上"传播介质"确定为液体。

（3）调节"接收增益"，在接收增益尽量小的前提下做到时间读数约在 100μs 且读数稳定。

（4）重复实验内容第 3 部分中的（3）和（4）。

5. 多普勒效应法

（1）验证多普勒效应。

1）调谐振波。改变多普勒效应测试仪控制面板的频率调节按钮，增大或者减小频率，同时观察示波器屏幕上的输入和输出的叠加波形，直到波的振幅达到最大值，此时的频率就是谐振频率。

2）调节多普勒效应测试仪控制面板的 set 键，改变小车即接收器的运动速度，使小车的速度以 0.02m/s 均匀增加，增加的幅值可以是 0.03m/s，直到增加到大约 0.3m/s，注意速度如果太快容易看不清数据。

3）改变一次速度，使小车正向和反向分别运动一次；"Run/Stop"控制小车的运动和停止，"Dir"改变小车的运动方向，注意小车在运动过程中只能从一个方向走到另一个方向，中途不能返回；同时记录小车的运动速度 V_r，发射频率 f 和接收频率 $f_{r正}$ 和 $f_{r反}$。

4）将测量数据填入表 4-1-1 中，计算 $\Delta f_{正}$，$\Delta f_{反}$ 和 $\overline{\Delta f}$，作 Δf 和 V_r 曲线，纵坐标表示 Δf，横坐标表示 V_r，计算斜率 K，与 $\dfrac{V_r}{C_0}$（K 的理论值）进行对比。

表 4-1-1　验证多普勒效应

序号	V_r	f	$f_{r正}$	$f_{r反}$	$\Delta f_{正}$	$\Delta f_{反}$	$\overline{\Delta f}$
1							

续表

序号	V_r	f	$f_{r正}$	$f_{r反}$	$\Delta f_{正}$	$\Delta f_{反}$	$\overline{\Delta f}$
2							
3							
4							
5							

（2）利用多普勒效应测量声速。调节方法同"验证多普勒效应"，将测得数据填入表 4-1-2 中，利用公式 $V = \dfrac{f}{\Delta f} V_r$ 计算声速，取平均值 $\overline{V} = \dfrac{V_1 + V_2 + V_3 + V_4 + V_5}{5}$，误差计算 $\overline{\delta} = \left| \dfrac{\overline{V} - C_0}{C_0} \right|$，对比测量值 V 与理论值 C_0 的关系（$C_0 = 351.4 \text{m/s}$）。

表 4-1-2　多普勒效应测声速

序号	V_r	f	$f_{r正}$	$f_{r反}$	$\Delta f_{正}$	$\Delta f_{反}$	$\overline{\Delta f}$	V
1								
2								
3								
4								
5								

（3）利用多普勒效应测量物体的运动速度。

1）调节方法同"验证多普勒效应"，记录小车的运动速度 V_r，发射频率 f 和接收频率 $f_{r正}$ 和 $f_{r反}$。

2）将测得的数据填入表 4-1-3 中，计算 $f_{r正}$、$f_{r反}$ 和 $\overline{\Delta f}$，利用公式 $V_r = \dfrac{\Delta f}{f} C_0$ 计算小车的运动速度，并与仪器显示的数据进行对比，此方法在 B 超和交通测车速以及其他领域得到广泛应用。

表 4-1-3　多普勒效应测量物体的运动速度

序号	V_r	f	$f_{r正}$	$f_{r反}$	$\Delta f_{正}$	$\Delta f_{反}$	$\overline{\Delta f}$	C_0
1								
2								
3								
4								
5								

【注意事项】

（1）测量时应调节螺杆使 S_2 移动，请避免回轮误差。

（2）使用液体为介质测声速时，应避免液体接触到其他金属件和容栅数显尺上，以免损坏仪器。

（3）应避免信号源的信号输出端短路。

（4）用时差法测量时，S_1 和 S_2 之间的距离要约大于 10cm 再开始测量。

【思考题】

（1）为什么换能器要在谐振频率条件下进行声速测定？

（2）要让声波在两个换能器之间产生共振必须满足哪些条件？

（3）测量波长时，为何要测量几个半波长的总长？

（4）测量声速实验中，用晶体管毫伏表代替示波器，测接收换能器的输出电压，如何测量波长？

（5）马赫是什么单位？他是怎么定义的？为什么要用马赫作单位？

（6）请列举生活中多普勒效应的应用。

【附录】

多普勒效应的临床应用

为了检查心脏、血管的运动状态，了解血液流动速度，可以通过发射超声来实现。由于血管内的血液是流动的物体，所以超声波振源与相对运动的血液间就产生了多普勒效应。血管向着超声源运动时，反射波的波长被压缩，因而频率增加。血管离开声源运动时，反射波的波长变长，因而在单位时间里频率减少。反射波频率增加或减少的量，与血液流动速度成正比，从而就可根据超声波的频移量测定血液的流速。

我们知道血管内血流速度和血液流量，它对心血管的疾病诊断具有一定的价值，特别是对循环过程中供氧情况、闭锁能力、有无紊流、血管粥样硬化等均能提供有价值的诊断信息。

超声多普勒法诊断心脏过程是这样的：超声振荡器产生一种高频的等幅超声信号，激励发射换能器探头，产生连续不断的超声波，向人体心血管器官发射，当超声波束遇到运动的脏器和血管时，便产生多普勒效应，反射信号就为换能器所接受，就可以根据反射波与发射的频率差异求出血流速度，根据反射波频率是增大还是减小判定血流方向。为了使探头容易对准被测血管，通常采用一种板形双叠片探头。

（一）彩色多普勒超声

多普勒效应也可以用波在介质中传播的衰减理论解释。波在介质中传播，会出现频散现象，随距离增加，高频向低频移动。

目前，医疗领域内 B 超的发展方向就是彩超，下面我们来谈谈彩超的特点。

简单地说，彩超就是高清晰度的黑白 B 超再加上彩色多普勒，首先说说超声频移诊断法，即 D 超，此法应用多普勒效应原理，当声源与接收体（即探头和反射体）之间有相对运动时，回声的频率有所改变，此种频率的变化称为频移，D 超包括脉冲多普勒、连续多普勒和彩色多普勒血流图像。

彩色多普勒超声一般是用自相关技术进行多普勒信号处理，把自相关技术获得的血流信号经彩色编码后实时地叠加在二维图像上，即形成彩色多普勒超声血流图像。由此可见，彩色多普勒超声（即彩超）既具有二维超声结构图像的优点，又同时提供了血流动力学的丰富信息，实际应用受到了广泛的重视和欢迎，在临床上被誉为"非创伤性血管造影"。其主要优点是：①能快速直观地显示血流的二维平面分布状态。②可显示血流的运行方向。③有利于辨别动脉和静脉。④有利于识别血管病变和非血管病变。⑤有利于了解血流的性质。⑥能方便了解血流的时相和速度。⑦能可靠地发现分流和反流。⑧能对血流束的起源、宽度、长度、面积进行定量分析。

但彩超采用的相关技术是脉冲波，当检测物速度过高时，彩流颜色会发生差错，在定量分析方面明显逊色于频谱多普勒，现今彩色多普勒超声仪均具有频谱多普勒的功能，即为彩色-双功能超声。

彩色多普勒超声血流图（CDF）又称彩色多普勒超声显像（CDI），它获得的回声信息来源和频谱多普勒一致，血流的分布和方向呈二维显示，不同的速度以不同的颜色加以区别。双功多普勒超声系统，即 B 型超声图像显示血管的位置。多普勒测量血流，这种 B 型和多普勒系统的结合能更精确地定位任一特定的血管。

（1）血流方向。在频谱多普勒显示中，以零基线区分血流方向。在零基线上方者血流流向探头，零基线以下者血流离开探头。在 CDI 中，以彩色编码表示血流方向，红色或黄色色谱表示血流流向探头(热色)，而以蓝色或蓝绿色色谱表示血流流离探头(冷色)。

（2）血管分布 CDI 显示血管管腔内的血流，因而属于流道型显示，它不能显示血管壁及外膜。

（3）鉴别癌结节的血管种类：用 CDI 可对肝癌结节的血管进行分类，区分结节周围绕血管、结节内缘弧形血管、结节的流入血管、结节内部血管及结节流出血管等。

（二）彩超的临床应用

1. 血管疾病 运用 10MHz 高频探头可发现血管内小于 1mm 的钙化点，对于颈动脉硬化性闭塞病有较好的诊断价值，还可利用血流探查局部放大判断管腔狭窄程度、栓子是否有脱落可能、是否产生了溃疡以及预防脑栓塞的发生。

彩超对于各类动静脉瘘可谓最佳诊断方法，当探查到五彩镶嵌的环状彩谱即可确诊。

对于颈动脉体瘤、腹主要脉瘤、血管闭塞性脉管炎、慢性下肢静脉疾病（包括下肢静脉曲张、原发性下肢深静脉瓣功能不全、下肢深静脉回流障碍、血栓性静脉炎和静脉血栓形成）运用彩超的高清晰度、局部放大及血流频谱探查均可做出较正确的诊断。

2. 腹腔脏器 主要运用于肝脏与肾脏，但对于腹腔内良恶性病变鉴别，胆囊癌与大的息肉、慢性较重的炎症鉴别，胆总管、肝动脉的区别等疾病有一定的辅助诊断价值。

对于肝硬化彩超可从肝内各种血管管腔大小、内流速快慢、方向及侧支循环的建立做出较佳的判断。对于黑白超难区分的结节性硬化、弥漫性肝癌，可利于高频探查、血流频谱探查做出鉴别诊断。

对于肝内良恶性占位病变的鉴别，囊肿及各种动静脉瘤的鉴别诊断有较佳诊断价值，原发性肝癌与继发性肝癌也可通过内部血供情况对探查做出区分。

彩超运用于肾脏主要用于肾血管病变，如前所述肾动静脉瘘，当临床表现为间隔性、无痛性血尿查不出病因者有较强适应证。对于继发性高血压的常用病因之一——肾动脉狭窄，彩超基本可明确诊断，当探及狭窄处血流速大于 150cm/s 时，诊断准确性达 98.6%，而敏感性则为 100%。另一方面也是对肾癌、肾盂移行癌及良性肿瘤的鉴别诊断。

3. 小器官 在小器官当中，彩超较黑白超有明显诊断准确性的主要是甲状腺、乳腺、眼球，从某方面来说 10MHz 探头不打彩流多普勒已较普通黑白超 5MHz 探头清晰很多，对甲状腺病变主要根据甲状腺内部血供情况做出诊断及鉴别诊断，其中甲亢图像最为典型，具有特异性，为一"火海征"。而单纯性甲状腺肿则与正常甲状腺血运相比无明显变化。亚急性甲状腺炎、桥本氏甲状腺炎介于两者之间，可借此区别，而通过结节及周围血流情况又可很好地区分结节性甲状腺肿、甲状腺腺瘤及甲状腺癌，所以建议甲状腺诊断不太明确，病人有一定经济承受能力者可做彩超进一步明确诊断。乳腺彩超主要用于乳腺纤维瘤及乳腺癌鉴别诊断，而眼球主要对眼球血管病变有较佳诊断价值。

4. 前列腺及精囊 正因为直肠探查为目前诊断前列腺的最佳方法，所以在此特别提出。此种方法探查时把前列腺分为移行区、中央区、周围区，另一部分前列腺纤维肌肉基质区。移行区包括尿道周围括约肌的两侧及腹部，为 100% 的良性前列腺增生发源地，而正常人移行区只占前列腺大小的 5%。中央区为射精管周围、尖墙指向精阜，周围区则包括前列腺后部、两侧尖部，为 70%～80% 的癌发源地，而尖部包膜薄甚至消失，形成解剖薄弱区，为癌症的常见转移通道，是前列腺活检的重点区域。通过直肠探查对各种前列腺精囊腺疾病有很好的诊断价值，如配合前列腺活检，则基本可明确诊断，而前列腺疾病，特别是前列腺癌在我国发病率均呈上升趋势，前列腺癌在欧美国家发病率甚至排在肺癌后面，为第二高发癌症，而腹部探查前列腺基本无法做出诊断，所以建议临床上多运用直肠 B 超来诊断前列腺疾病，能用直肠探查就不用腹部探查。

5. 妇产科 彩超对于妇产科的主要优点在于良恶性肿瘤鉴别及脐带疾病、胎儿先心病及胎盘功能的评估，对于滋养细胞疾病有较佳的辅助诊断价值，对不孕症、盆腔静脉曲张通过血流频谱观察，也可做出黑白超难下的诊断。运用阴道探头较腹部探查又具有一定的优势，它的优越性主要体现在①对子宫动脉、卵巢血流敏感性、显示率高。②缩短检查时间、获得准确的多普勒频谱。③无须充盈膀胱。④不受体型肥胖、腹部疤痕、肠腔充气等干扰。⑤借助探头顶端的活动寻找盆腔脏器触痛部位判断盆腔有无粘连。

（薛俭雷）

实验二　用示波器研究简谐振动的合成

【实验目的】

（1）熟悉 XD2 低频信号发生器的使用方法。

（2）通过示波器观察简谐振动的合成波形图，进一步加深对简谐振动合成的理解。

【实验器材】

XD2 低频信号发生器、双踪示波器、导线若干。

【实验原理】

1. 同方向同频率的两个简谐振动的合成 设一个质点在一条直线上同时进行两个独立的同频率的简谐振动，横坐标表示时间 t，纵坐标表示位移 x，原点为质点的平衡位置，则在 t 时刻的振动方程分别为

$$x_1 = A_1 \cos(\omega t + \varphi_1)$$
$$x_2 = A_2 \cos(\omega t + \varphi_2)$$

（4-2-1）

式（4-2-1）中 A_1，A_2 和 φ_1，φ_2 分别表示两个简谐振动的振幅和初位相，ω 表示它们的角频率，则在任意时刻质点合振动的位移为两个分振动位移的代数和，即

$$x = x_1 + x_2$$
$$= A_1 \cos(\omega t + \varphi_1) + A_2 \cos(\omega t + \varphi_2)$$

（4-2-2）

合振动方程为

$$x = A \cos(\omega t + \varphi)$$

（4-2-3）

式（4-2-3）中 A 和 φ 的值分别为

$$A = \sqrt{A_1^2 + A_2^2 + 2A_1 A_2 \cos(\varphi_2 - \varphi_1)}$$

（4-2-4）

$$\tan \varphi = \frac{A_1 \sin \varphi_1 + A_2 \sin \varphi_2}{A_1 \cos \varphi_1 + A_2 \cos \varphi_2}$$

（4-2-5）

由此可以看出，两个同方向、同频率的简谐振动的合成仍然是简谐振动，其振动方向和振动频

率与原来的两个分振动相同。

由式（4-2-4）和式（4-2-5）可知，合振动的振幅与原来两个振动的振幅以及两振动的相位差（$\varphi_2 - \varphi_1$）有关，下面就合振幅情况进行讨论。

（1）若两振动同相，即相位差 $\varphi_2 - \varphi_1 = \pm 2k\pi^n (k=0,1,2,\cdots)$，则有

$$A = \sqrt{A_1^2 + A_2^2 + 2A_1 A_2 \cos(\varphi_2 - \varphi_1)}$$

$$= \sqrt{A_1^2 + A_2^2 + 2A_1 A_2}$$

$$= A_1 + A_2 \tag{4-2-6}$$

即合振动的振幅为原来两个振动振幅之和，此时合振幅最大，如图 4-2-1 所示。

（2）若两振动反相，即相位差 $\varphi_2 - \varphi_1 = \pm(2k+1)\pi$ （$k = 0,1,2,\cdots$），则有

$$A = \sqrt{A_1^2 + A_2^2 + 2A_1 A_2 \cos(\varphi_2 - \varphi_1)}$$

$$= \sqrt{A_1^2 + A_2^2 - 2A_1 A_2}$$

$$= |A_1 - A_2| \tag{4-2-7}$$

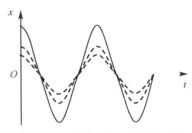

图 4-2-1 两个同相简谐振动的合成

即合振动的振幅最小，为原来两个分振动的振幅之差的绝对值。若 $A_1 = A_2$，则 $A = 0$，说明两振动合成的结果使该质点处于静止状态，如图 4-2-2 所示。

（3）当相位差为其他任意值时，$-1 < \cos(\varphi_2 - \varphi_1) < 1$，合振动的振幅在 $A_1 + A_2$ 与 $|A_1 - A_2|$ 之间，即合振幅介于最大和最小之间，如图 4-2-3 所示。

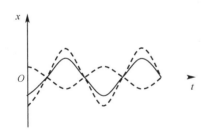

图 4-2-2 两个反相简谐振动的合成

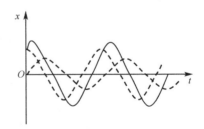

图 4-2-3 两个任意相位差简谐振动的合成

2. 同方向不同频率的简谐振动的合成 如果两个同方向的分振动的初相位相同，频率很高、很接近，且有 $\omega_2 > \omega_1$，那么它们的合振动的振幅将随着时间缓慢地做周期性的变化，时而加强时而减弱。通常把这种振幅随时间周期性变化而使振动时而加强时而减弱的现象称为拍。单位时间内振动加强或减弱的次数叫拍频。

设在 x 轴上两个不同频率的简谐振动的振动方程分别为

$$x_1 = A\cos(\omega_1 t + \varphi_0) \tag{4-2-8}$$
$$x_2 = A\cos(\omega_2 t + \varphi_0)$$

根据运动的叠加原理，两者的合振动方程是

$$x = x_1 + x_2 = A\cos(\omega_1 t + \varphi_0) + A\cos(\omega_2 t + \varphi_0) \tag{4-2-9}$$

用三角函数的等式关系将上式进行变换得

$$x = 2A\cos\left(\frac{\omega_2 - \omega_1}{2}t\right)\cos\left(\frac{\omega_2 + \omega_1}{2}t + \varphi_0\right) \tag{4-2-10}$$

由于 ω_1 和 ω_2 很高，很接近，且有 $\omega_2 > \omega_1$，则 $\omega_2 - \omega_1$ 要远小于 ω_1 或者 ω_2，因此式（4-2-10）中 $\cos\left(\frac{\omega_2 - \omega_1}{2}t\right)$ 随时间 t 缓慢变化。而 $\frac{\omega_1 + \omega_2}{2}$ 又可以近似看成 $\frac{\omega_1 + \omega_2}{2} \approx \omega_1 \approx \omega_2$，因此合振动可以近似看成是振幅为 $\left|2A\cos\left(\frac{\omega_2 - \omega_1}{2}t\right)\right|$，角频率为 $\frac{\omega_1 + \omega_2}{2} \approx \omega_1 \approx \omega_2$ 的简谐振动。由于振幅随时间在做周期性的缓慢变化，所以振动出现时强时弱的拍现象，如图4-2-4所示。

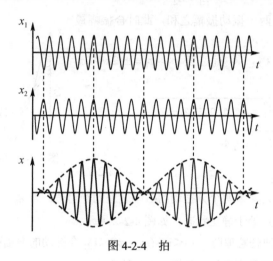

图 4-2-4　拍

3. 两个同频率、互相垂直的简谐振动的合成　设有两个相互垂直的、相同频率的简谐振动，它们的振动方向分别沿着 x 轴和 y 轴进行，振动方程可分别表示为

$$x = A_1\cos(\omega t + \varphi_1)$$
$$y = A_2\cos(\omega t + \varphi_2) \tag{4-2-11}$$

将上两式消去参量 t，整理后即得在 xy 平面内合振动的轨迹方程

$$\frac{x^2}{A_1^2} + \frac{y^2}{A_2^2} - 2\frac{xy}{A_1 A_2}\cos(\varphi_2 - \varphi_1) = \sin^2(\varphi_2 - \varphi_1) \tag{4-2-12}$$

上述方程为椭圆方程，所以一般情况下，两个相互垂直的、同频率的简谐振动的合振动的轨迹是椭圆。椭圆的形状与两简谐振动的振幅和相位差有关，与它们的频率无关。下面讨论几种特殊情况。

（1）当 $\varphi_2 - \varphi_1 = 0$ 时，即两振动同相。在这种情况下，式（4-2-12）可变为

$$\frac{x^2}{A_1^2} + \frac{y^2}{A_2^2} - 2\frac{xy}{A_1 A_2} = 0 \tag{4-2-13}$$

或

$$\left(\frac{x}{A_1} - \frac{y}{A_2}\right)^2 = 0 \tag{4-2-14}$$

因此有

$$y = \frac{A_2}{A_1}x \qquad (4\text{-}2\text{-}15)$$

由上式可以看出，此时合振动的轨迹是一条过坐标原点的直线，其斜率为 $A_2 : A_1$，如图 4-2-5 （a）所示。

（2）当 $\varphi_2 - \varphi_1 = \pi$ 时，两振动反相，则式（4-2-12）可变为

$$\left(\frac{x}{A_1} + \frac{y}{A_2}\right)^2 = 0 \qquad (4\text{-}2\text{-}16)$$

因此有

$$y = -\frac{A_2}{A_1}x \qquad (4\text{-}2\text{-}17)$$

由式（4-2-17）可知，此时合振动的轨迹也是一条过原点的直线，该直线的斜率为 $-A_2/A_1$，如图 4-2-5（b）所示。

（3）当 $\varphi_2 - \varphi_1 = \frac{\pi}{2}$ 时，式（4-2-12）可变为

$$\frac{x^2}{A_1^2} + \frac{y^2}{A_2^2} = 1 \qquad (4\text{-}2\text{-}18)$$

由式（4-2-18）可知，此时合振动的轨迹是以坐标轴为主轴的椭圆，如图 4-2-5（c）所示，椭圆上的箭头表示质点运动的方向。

（4）当 $\varphi_2 - \varphi_1 = -\frac{\pi}{2}$ 时，合振动的轨迹仍为椭圆，但此时质点的运动方向与上例相反，如图 4-2-5（d）所示。

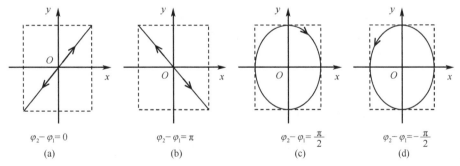

$$\varphi_2 - \varphi_1 = 0 \qquad \varphi_2 - \varphi_1 = \pi \qquad \varphi_2 - \varphi_1 = \frac{\pi}{2} \qquad \varphi_2 - \varphi_1 = -\frac{\pi}{2}$$
$$(a) \qquad\qquad (b) \qquad\qquad (c) \qquad\qquad (d)$$

图 4-2-5　两个同频率、互相垂直的简谐振动的合成

当相位差为 $\varphi_2 - \varphi_1 = \pm\frac{\pi}{2}$ 时，如果两个振动的振幅相等，即 $A_1 = A_2$，则此时合振动的轨迹将由椭圆变成圆。

4. 相互垂直不同频率的简谐振动的合成　一般情况下，两个相互垂直的不同频率的简谐振动的合振动比较复杂，而且其合振动的轨迹不再是一种稳定的图形。

如果两个简谐振动的频率相差较大，但频率成简单的整数比，则合振动的轨迹为稳定的有一定规则的封闭曲线，这种曲线称为李萨如图形。图形的形状与两简谐振动的频率和初相位差有关。图 4-2-6 给出了两个相互垂直的、不同频率比的简谐振动的合成图形，这些图形可以通过示波器来观察。

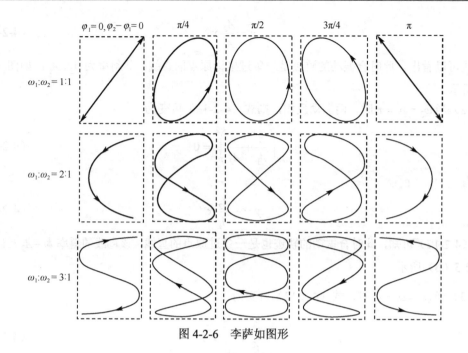

图 4-2-6 李萨如图形

【实验内容】

（1）了解 XD2 低频信号发生器主要技术指标，主要电路的工作原理以及仪器使用的注意事项，熟悉面板上各旋钮的功能，掌握该仪器的使用方法。

（2）简谐振动合成的观测。

1）确定需要测试的频率，将所确定的频率填入表 4-2-1 中。

2）通过 XD2 低频信号发生器上相应的功能键调节所需频率。

3）通过示波器观测两个同方向、同频率的简谐振动的合成。

4）通过示波器观测两个同方向、不同频率的简谐振动的合成。

5）通过示波器观测两个相互垂直、同频率的简谐振动的合成。

6）通过示波器观测两个相互垂直，频率比分别为 1∶1，2∶1，3∶1 的简谐振动的合成。

（3）实验数据及处理。

1）将确定的频率填入表 4-2-1 中。

表 4-2-1 频率与幅度值

通道	CH2	CH1	CH2	CH1	CH2	CH1	CH2	CH1
幅度/V								
频率/Hz								

2）分别描绘出通过示波器观测的简谐振动的合成的波形图，并将观测到的波形与理论波形相对比，若存在差异，分析其原因。

【注意事项】

（1）在使用仪器前，最好先将其预热 2min 左右，使仪器的各项指标都达到最佳状态。

（2）注意改变相位差。

（3）注意不同情况下的频率关系。

【思考题】

（1）为什么可以用正弦信号来演示简谐振动的合成？

（2）什么是拍现象？

（3）怎样才能得到稳定的李萨如图形？

（薛俭雷）

实验三　热敏电阻温度计的设计与制作

【实验目的】

（1）了解热敏电阻的温度特性。

（2）进一步掌握惠斯通电桥的原理、特点及非平衡电桥的输出特性。

（3）掌握热敏电阻温度计测量温度的基本原理和制作方法。

（4）设计和组装一个热敏电阻温度计。

（5）学会做热敏电阻温度计的标度曲线。

【实验器材】

惠斯通电桥、热敏电阻、电流表、水银温度计、酒精灯、烧杯、电位器、电阻和电池等。

【实验原理】

1. 热敏电阻的特性　热敏电阻是阻值对温度变化非常敏感的一种半导体。不同于一般导体的阻值随温度变化的特性（温度升高，阻值增大），半导体热敏电阻的阻值–温度特性是温度升高，阻值降低。产生这种现象的原因是半导体中的载流子数目随着温度升高而激烈地增加，载流子的数目越多，导电能力越强，电阻率就越小，图 4-3-1 所示是热敏电阻的电阻–温度特性曲线图，从图中可以看出电阻值随温度升高而迅速下降。温度每升高 1℃时，电阻的相对变化值称为温度系数，通常用百分数表示，即

$$\alpha_t = \frac{\Delta R}{R} \times 100\% \qquad\qquad (4\text{-}3\text{-}1)$$

一般热敏电阻温度系数在–9%～–3%。

热敏电阻还具有随周围温度变化而自身温度迅速变化的特性。一般称热敏电阻从一个稳定温度到另一个稳定温度所需时间为时间常数。在临床应用中，希望时间常数尽可能小，以便减少测温时间，作为温度计用热敏电阻的时间常数为 3～6s。

用不同半导体材料制成的热敏电阻使用的温度范围不同，例如，由 CuO 和 MnO_2 制的热敏电阻适用于–70～120℃，用于测量人的体温。

2. 热敏电阻温度计　热敏电阻温度计是利用半导体的电阻值随温度急剧变化的特性而制作的，以半导体热敏电阻为传感器，通过测量其电阻值来确定温度的仪器。可以利用这种"非平衡电桥"的电路原理来实现对温度的测量。其工作原理如下：如图 4-3-2 所示，电阻 R_1、R_2、R_3、R_t 连成电桥，其中 $R_1 = R_2$，$R_3 = R_{0t}$（R_{0t} 表示热敏电阻在 0℃时的阻值），当所测温度为 0℃时，若电流表指针不偏转，则满足电桥平衡条件：$\dfrac{R_1}{R_2} = \dfrac{R_3}{R_{0t}}$。若所测温度高于 0℃，热敏电阻阻值减小，平衡条件被破坏，电流表中有电流通过。随着温度升高，电流增大，即可由通过电流的大小来指示出温度的高低。

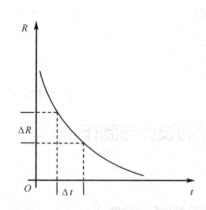

图 4-3-1 热敏电阻的电阻-温度特性曲线图

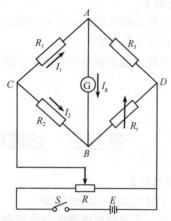

图 4-3-2 热敏电阻温度计原理图

根据基尔霍夫方程

$$\begin{cases} I_1R_1 + I_gR_g - I_2R_3 = 0 \\ (I_1 - I_g)R - (I_2 + I_g)R_t - I_gR_g = 0 \\ I_2R_3 + (I_2 + I_g)Rt = U_{cd} \\ R_1 = R_2 \end{cases} \tag{4-3-2}$$

解出

$$I_g = \frac{(R_3 - R_t)U_{cd}}{2(R_gR_3 + R_3R_t + R_tR_g) + R_1(R_3 + R_t)} \tag{4-3-3}$$

由式（4-3-2）可以看出，在 $R_1(R_2)$，R_3，R_g 及 U_{cd} 恒定条件下，I_g 的大小唯一地由 R_t 值来决定，因而有可能根据 G 偏转的大小来直接指示温度的高低。

3. 热敏电阻温度计的优点

（1）灵敏度高，最灵敏的热敏电阻温度计可精确地测出 0.0005℃的变化，而一般水银温度计最多只能测出 0.1℃的变化。

（2）由于热敏电阻体积可以做得很小（其线度可小至万分之一米），所以可被用来测量很小范围内的温度变化，如针灸穴位附近的温度变化。

（3）由于热敏电阻的阻值比较大，可连接较长的导线而不必考虑导线的电阻，这样可以远距离测量病房里病人的体温变化。

【实验内容】

（1）按照图 4-3-3 所示连接线路，经教师检查后方可接通电源。

（2）调整零点。将开关 S_2 置"1"挡，把热敏电阻和水银温度计一起放入冰水混合物的烧杯中，当杯中温度计指为 0℃时，调节 R_2 使微安表指示为零。这样就基本上保证了电桥处于平衡状态。

（3）调整满度电流。S_2 仍置于 1 挡，把烧杯中的水换成 50℃以上的热水，热敏电阻与温度计仍放入杯中。当水银温度计指示为 50℃时，调

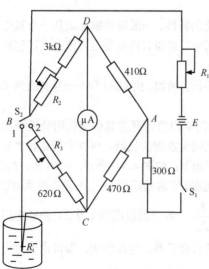

图 4-3-3 热敏电阻温度计原理图

节 R_1 使 CD 两点有一确定电压，使微安表指为 100μA 的满度值，然后将 S_2 置 "2" 挡，调节 R_3 使微安表仍指示 100μA。

（4）温度计的定标。调整好零点和满度电流后，仍将 S_2 置 1 挡，将热敏电阻和温度计在放入 0℃的冰水混合物中，烧杯放在酒精灯架上，缓慢加热，烧杯中水的温度每升高 5℃，记录一次电流表的读数，直至 50℃为止。

（5）实验数据处理。

1）将热敏电阻温度计的定标测量数据填入表 4-3-1 中。

表 4-3-1　热敏电阻温度计的定标

$t/℃$	0	5	10	15	20	25	30	35	40	45	50
$I/μA$											

2）以温度 t 为横坐标，电流 I 为纵坐标，在图 4-3-4 中作 t-I 曲线。

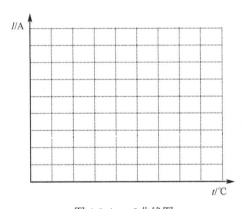

图 4-3-4　t-I 曲线图

3）根据列表的数据，在图 4-3-5 中画出微安表的表度盘示意图。

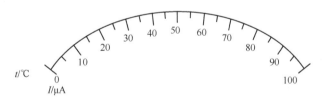

图 4-3-5　微安表的表度盘示意图

4）将热敏电阻分别与手心、额头的皮肤接触，读出电流表中各自的电流值，从已做出的 t-I 曲线上标出位置，查出他们的温度值，将数据填入表 4-3-2 中。

表 4-3-2　温度测量

测量部位	电流/μA	温度/℃
手心		
额头		

【注意事项】

（1）用酒精灯加热冰水混合物时，要用搅拌棒搅动，使水温均匀。

（2）水银温度计与热敏电阻尽量放在同一位置处，以减小实验误差。

（3）测量时在观察水温、读数、记录等过程中，同组同学要密切配合。

（4）按照实验要求连接电路，检查无误后方可进行测量。

（5）注意保护热敏电阻，防止损坏。

【思考题】

（1）热敏电阻温度计在医学上的应用有哪些优点？

（2）如何才能提高改装热敏温度计的精确度？

（薛俭雷）

实验四　全息照相

【实验目的】

（1）了解全息照相的基本原理和主要特点。

（2）掌握拍摄全息照相的实验技术。

（3）学会全息图再现的方法。

【实验仪器】

全息实验台（包括激光器及其电源、各种镜头支架、十字毛玻璃屏、载物台、底片夹等部件和固定这些部件所用的磁性底座）、被摄物体、电子快门及定时器、全息照相感光胶片（全息干板）、暗室冲洗胶片的器材等。

【实验原理】

全息照相是指将物体的全部信息（光波的强度、频率及相位等）进行照相记录，并可实现全部信息再现的技术。全息照相最早是由伽伯（D. Gabor）于1948年提出的，但是由于光源的限制（全息照相要求光源有很好的时间相干性和空间相干性），相关的研究进展缓慢。20世纪60年代以后，激光的出现为实验提供了高度相干的强光源，使并不太引人注目的全息研究工作得到迅速发展。目前，全息技术在干涉计量、信息存储、光学滤波及光学模拟计算等方面得到了越来越广泛的应用。伽伯也因此获得了1971年度的诺贝尔物理学奖。在医学上，全息照相也得到了广泛的应用，例如，在眼科，一张全息眼底照片包含的信息量是普通照片的几百倍。

1. 全息照相与全息照相术　全息照相与普通照相无论在原理上还是方法上都有本质的差别。普通照相通常是通过照相机物镜成像，在感光底片平面上将物体发出的或它散射的光波（通常称为物光）的强度分布（即振幅分布）记录下来，由于底片上的感光物质只对光的强度有响应，对相位分布不起作用，所以在照相过程中把光波的相位分布这个重要的信息丢失了。因而，在所得到的照片中，物体的三维特征消失了，不再存在视差，改变观察角度时，并不能看到像的不同侧面。全息技术则完全不同，由全息术所产生的像是完全逼真的立体像（因为其同时记录下了物光的强度分布和相位分布），当以不同的角度观察时，就像观察一个真实的物体一样，能够看到像的不同侧面，也能在不同的距离聚焦。

全息照相在记录物光的相位和强度分布时，利用了光的干涉。从光的干涉原理可知，当两束相干光波相遇而发生干涉叠加时，其总强度不仅依赖于每一束光各自的强度，同时也依赖于这两束光波之间的相位差。全息照相就是引进了一束与物光相干的参考光，使这两束光在感光底片处发生干涉叠加，感光底片将与物光有关的振幅和相位分别以干涉条纹的反差和条纹的间隔形式记录下来，经过适当的处理，得到一张全息照片。

2. 全息照相的基本过程　全息照相包含两个过程：一是把物体光波的全部信息记录在感光材料上，称为波前全息记录（拍摄）过程；二是利用所选定的光源，照明已记录全部信息的感光材料，使其再现原始物体的过程，称为物光波前再现过程。

（1）波前的全息记录。利用干涉的方法记录物体散射的光波在某一个波前平面上的合振幅分布，就是波前的全息记录。通过干涉方法能够把物体光波在某波前的相位分布转换成光强分布，从而被照相底片记录下来。我们知道，两个干涉光波的振幅比和相位差决定着干涉条纹的强度分布，所以干涉条纹包含了物光波的振幅和相位信息。典型的全息记录装置光路如图 4-4-1 所示。从激光器发出的相干光波被分束镜分成两束，一束经反射、扩束后照在被摄物体上，经物体的反射或透射的光再射到感光底片上，这束光称为物光波；另一束经反射、扩束后直接照射在感光底片上，这束光称为参考光波。由于这两束光是相干的，所以在感光底片上就形成并记录了明暗相间的干涉条纹。干涉条纹的形状和疏密反映了物光的相位分布情况，而条纹明暗的反差反映了物光的振幅，感光底片将物光的信息都记录下来了，经过显影、定影处理后，便形成与光栅相似结构的全息图——全息照片。所以全息图正是参考光波和物光波干涉图样的记录。

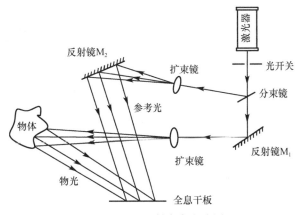

图 4-4-1 漫反射全息光路图

（2）物光波前的再现。物光波前的再现利用了光波的衍射效应，如图 4-4-2 所示。用一束参考光（在大多数情况下是与记录全息图时用的参考光波完全相同）照射在全息图上，就好像在一块复杂光栅上发生衍射，衍射光波中将包含原来的物光波，因此当观察者迎着物光波方向观察时，便可看到物体的再现像。这是一个虚像，它具有原始物体的一切特征。此外还有一个实像，称为共轭像。应该指出，共轭波所形成实像的三维结构与原物并不完全相似。

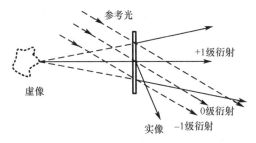

图 4-4-2 物光波的再现

3. 全息照相的主要特点和应用

（1）全息图的立体视觉特性。全息图再现的被摄物体是一幅完全逼真的三维立体图像。因此，若移动眼睛从不同角度去观察，就好像面对原物体一样，可看到原来被遮住的侧面。

（2）全息图的可分割性。全息图打碎后，只要任取一小片，照样可以用来重现物光波。犹如通过小窗口观察物体那样，仍能看到物体的全貌。这是因为全息图上的每一个小的局部都完整地记录了整个物体的信息（每个物点发出的球面光波都照亮整个感光底片，并与参考光波在整个底片上发生干涉，因而整个底片上都留下了这个物点的信息）。当然，由于受光面积减少，成像光束的强度也要相应地减弱，而且由于全息图变小，边缘的衍射效应增强必然会导致像的质量下降。

（3）全息图的多重记录性。在一次全息照相拍摄曝光后，只要稍微改变感光胶片的方位（如转过一定角度，或改变参考光的入射方向），就可以在同一张感光胶片上进行第二次、第三次的重叠记录。再现时，只要适当转动全息图即可获得各自独立互不干扰的图像。

由于全息照相技术具有上述独特之处，所以，在许多领域中得到了较广泛的应用，如利用全息图的立体视觉特性，可作三维显示、立体广告、立体电影、立体电视等，利用全息图的可分割性和多重记录特性，可作信息存贮、全息干涉计量、无损检测和测量位移等。

4. 实验条件

为了实现全息照相，实验装置必须具备下述的三个基本条件。

（1）一个好的相干光源。全息原理在 1948 年就已提出，但由于没有合适的光源而难以实现。激光的出现为全息照相提供了一个理想的光源，这是因为激光具有很好的空间相干性和时间相干性。一般实验中常采用氦氖激光器作为光源，其波长为 632.8nm，其相干长度约为 20cm。为了保证物光和参考光之间良好的相干性，应尽可能使两光束的光程接近，一般要求光程差不超过 4cm，以使光程差在激光的相干长度内。

（2）一个稳定性较好的防震台。由于全息底片上所记录的干涉条纹很细，相当于波长量级，在照相过程中极小的干扰都会引起干涉条纹的模糊，不能形成全息图，所以要求整个光学系统的稳定性良好。从布拉格法则可知：条纹宽度 $d = \dfrac{\lambda}{2\sin\left(\dfrac{\theta}{2}\right)}$，由此公式可以估计条纹的宽度。

当物光与参考光之间的夹角 $\theta = 60°$ 时，$\lambda = 632.8nm$，则 $d = 0.6328\mu m$。可见，在记录时条纹或底片移动 1μm，将不能成功地得到全息图。因此在记录过程中，光路中各个光学元件（包括光源和被摄物体）都必须牢牢固定在防震台上。从公式可知，当 θ 角减小时，d 增加，抗干扰性增强。考虑到再现时衍射光和零级衍射光能分得开一些，θ 角要求大于 30°，一般取 45° 左右。适当缩短曝光时间，保持环境安静都是有利于记录的。

（3）高分辨率的感光底片。普通感光底片由于银化合物的颗粒较粗，每毫米只能记录几十至几百条，不能用来记录全息照相的细密干涉条纹，所以必须采用高分辨率的感光底片（一般采用条纹宽度 d 的倒数表示空间频率或感光材料的分辨率）。

【实验内容】

1. 全息记录

（1）调节防震台。分别对三个低压囊式空气弹簧充气，注意三个气囊充其量要大致相同，然后呈等腰三角形放置，气嘴应向外。然后再把钢板压上。用水平仪测量钢板的水平度，如果不平，可稍稍放掉某个气囊中的一些空气，直到调平为止。

（2）打开激光器，参照图 4-4-1 安排光路。安排光路时，应使物光路与参考光路的光程大致相同，利用扩束透镜将物光束扩展到一定程度使被摄物体各部分得到均匀照明，参考光束也应加以扩展使底版有均匀的照明。

（3）关上照明灯（可开暗绿灯），确定曝光时间，调好定时曝光器。可以先练习一下快门的使用。

（4）关闭快门挡住激光。将底片从暗室中取出装在底片架上，应注意使乳胶面对着光的入射方向。静置 3min 后进行曝光。曝光过程中绝对不准触及防震台，并保持室内安静。

（5）显影及定影。显影液采用 D-19，定影液采用 F-5。它们由实验室提供。如室温较高，显影后底片应放在 5%冰醋酸溶液中停显后再定影。显影、定影温度以 20℃最为适宜。显影时间 2～3min，定影时间 5～10min。定影后的底片应放在清水中冲洗 5～10min（长期保存的底片定影后要冲洗 20min 以上），晾干。

2. 物像再现　将全息照片放回原处，遮住物光，用参考光束照亮全息片，可观察到：

（1）物的虚像——+1 级衍射光，在全息片后，用眼睛直接观察，在原物处有物的虚像。改变观察角度，看到虚像有何不同？通过有小孔的纸片观察在不同的部位看到的虚像有无不同。改变参考光束的强弱与远近，观察看到的情况有何不同。

（2）物的共轭像——–1 级衍射光（在 0 级光的另一侧），用毛玻璃屏接收物体的共轭实像。

【思考题】

（1）全息照相与普通照相有哪些不同？全息图的主要特点是什么？

（2）在没有激光进行再现的条件下，如何检验干版上是否记录了信息？

（3）三维全息图与平面全息图的主要区别是什么？

（4）为何在拍摄全息图时，需要考虑参考光束与物光光束的光强比？

【附录】

1. D-19 显影液

（1）配方。

温水 50℃	800mL；	对苯二酸；	8.8g；
米吐尔	2g；	无水亚硫酸钠；	72g；
无水碳酸钠	4.8g；	溴化钾；	4g。

（2）配制：将上述药品按配方放入容器中，充分搅拌，每加一种药完全溶解后，再加另一种药品，否则所配的显影液易产生浑浊致使效果变差，最后加水至 1000mL 充分混合，室温 4℃避光保存。

2. F-5 定影液

（1）配方。

温水 60～70℃	600mL；	结晶硫代硫酸钠；	240g；
无水亚硫酸钠	15g；	醋酸 30%；	45mL；
硼酸	7.5g；	铝钾矾；	15g。

（2）配制：配制方法同上。

（张立平）

实验五　心电图实验

【实验目的】

（1）了解心电图的概念、临床意义以及心电图的测量方法和步骤。

（2）理解心电图产生原理和心电向量的概念。

（3）掌握十二导联的组成及正确安放位置。

（4）掌握心电图各波段的命名，并说明其意义。

（5）掌握正常心电图各波形的特点和正常值。

【实验器材】

计算机主机、显示器、心电数据采集器、导联线一组及心电工作站软件。

【实验原理】

1. 心电图产生原理　心电图（ECG）是利用心电图机从体表记录心脏每一心动周期所产生电活动变化的曲线图形。心电图反映心脏兴奋的产生、传导和恢复过程中的生物电变化，而与心脏的机械收缩活动无直接关系。

在静息状态下，心肌细胞膜外附有一层带正电荷的阳离子，膜内附有一层带等量负电荷的阴离子，这种现象称为极化状态，如图 4-5-1 所示。膜外电位比膜内电位高，电压差为–90mV，称为静息膜电位，此时对外不呈现电位变化。

当一端受到阈上刺激时，细胞膜对离子的通透性发生改变。带正电荷的钠离子大量内流，使细胞内外正、负离子的分布发生逆转，使受刺激部位的细胞膜出现除极化，如图 4-5-2 所示。

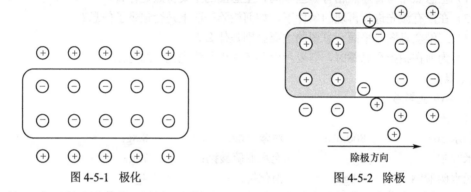

图 4-5-1　极化　　　　　　　　　　图 4-5-2　除极

除极化过程中，该处细胞膜外正电荷消失，而其邻近尚未除极的细胞膜外仍带正电荷，这样就形成一对除极电偶。电偶是两个电量相等，符号相反，但相距很近的电荷所组成的一个总体，其正电荷叫做电偶的电源，负电荷叫做电偶的电穴。其电源在前，电穴在后，电流从电源流入电穴，并沿着一定的方向迅速扩展，直到整个心肌细胞除极完成，此过程即为除极过程。

除极过程：当探查电极正对着除极方向时，记录下向上的正向波。

随后，由于细胞的离子转运机制，使细胞膜重新恢复到静息时的极化状态，此过程即为复极过程，如图 4-5-3 所示。

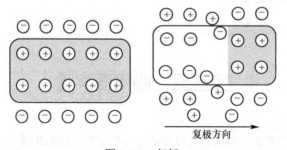

图 4-5-3　复极

复极过程中：先除极的部位先复极，复极方向同除极方向，细胞外由负电荷变成正电荷，形成电源在后，电穴在前的电偶，产生由后向前的电流。当探查电极正对复极方向时，记录与除极相反的波形（负向波）。

复极完毕：无电位差及电流产生，记录出等电位线。

心脏是由多块心肌构成的，一块心肌则是由大量的心肌细胞互相衔接组成的。除极面积越大，小电偶数目越多；反之，除极面积越小，小电偶数目越少。心肌细胞在除极和复极时所产生的电偶既有数量大小，又有方向，因此称为心电向量。复极的心电向量总是和除极方向相反。

瞬间综合心电向量：是指许多心肌细胞同时发生除极或复极所产生的心电向量，也就是我们一般所指的心电向量。

心电综合向量的顶点随着心脏跳动一个周期内在空间划过的轨迹，称为空间心电向量环。心电向量环在各个平面上的投影称为平面心电向量，如图 4-5-4 所示。心电向量环在某一方向上的投影称为心电图，如图 4-5-5 所示。

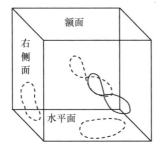

图 4-5-4　空间心电向量环的投影模型示意图

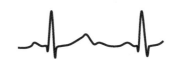

图 4-5-5　心电图

心脏电位强度的相关因素：①与心肌细胞数量成正比；②与电极位置和心肌细胞间的距离成反比；③与电极的方位和心肌除极的方向所构成的角度有关，夹角越大，电位越弱。

2. 心电图的导联体系　心电图导联（lead）：心脏除极、复极过程中产生的心电向量，通过容积导电传至身体各部，并产生电位差，将两电极置于人体的任何两点与心电图机连接，就可描记出心电图，这种放置电极并与心电图机连接的线路，称为心电图导联。

心电图的常规导联：心电图的导联体系分肢体导联和胸导联两大部分，其中，肢体导联又分双极肢体导联和单极肢体导联。

标准肢体导联：亦称双极肢体导联，反映两个肢体之间的电位差，包括Ⅰ、Ⅱ、Ⅲ导联。

Ⅰ导联：将人体的左上肢电极与心电图机的正极端相连，右上肢电极与负极端相连，如图 4-5-6 所示。

Ⅱ导联：将人体的左下肢与心电图机的正极电极端相连接，右上肢与心电图机的负极端电极相连接，如图 4-5-7 所示。

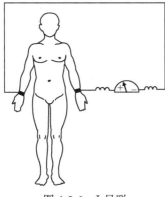

图 4-5-6　Ⅰ导联

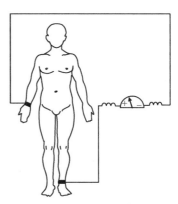

图 4-5-7　Ⅱ导联

Ⅲ导联：将人体的左下肢与心电图机的正极端相连，左上肢与心电图机的负极端电极相连，如图4-5-8所示。

Wilson提出把左上肢、右上肢和左下肢的三个电位各通过5000Ω高电阻，用导线连接在一点，称为中心电端。理论和实践均证明，中心电端的电位在整个心脏激动过程中的每一瞬间始终稳定，接近于零。

将心电图机的负极与中心电端连接，探查电极连接在人体的左上肢、右上肢或左下肢，分别得出左上肢单极导联（VL）、左下肢单极导联（VF）和右上肢单极导联（VR），如图4-5-9所示。

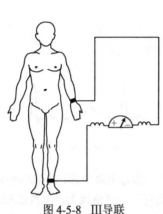

图4-5-8 Ⅲ导联

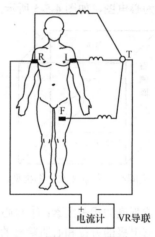

图4-5-9 VR导联

Gold-berger提出在描记某一肢体的单极导联心电图时，将该肢体与中心电端相连接的高电阻断开，就可使心电图波形的振幅增加50%，这种导联方式称为加压单极肢体导联。

胸导联亦是一种单极导联，负极为中心电端，探查电极为正极，把探查电极放置在胸前的一定部位，就是单极胸导联。探查电极的位置通常有6点，如图4-5-10所示。

这种导联方式，探查电极离心脏很近，只隔着一层胸壁，因此心电图波形振幅较大，常用的几个胸导联包括$V_1 \sim V_6$等6个导联。

V_1、V_2导联面对右室壁，V_5、V_6导联面对左室壁，V_3、V_4介于两者之间。

V_1：位于胸骨右缘第4肋间；

V_2：位于胸骨左缘第4肋间；

V_3：位于V_2与V_4两点连线的中点；

V_4：位于左锁骨中线与第5肋间相交处；

V_5：位于左腋前线V_4水平处；

V_6：位于左腋中线V_4水平处。

3. 典型心电图的波形及其生理意义 心电图记录纸上有横线和纵线划出长和宽均为1mm的小方格。纵线上每一小格相当于0.1mV的电位差。横向小格表示时间，每一小格相当于0.04s（即走纸速度为每秒25mm）。

测量电极安放位置和连线方式（称导联方式）不同所记录到的心电图，在波形上有所不同，但基本上都包括一个P波，一个QRS波群和一个T波，有时在T波

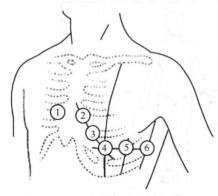

图4-5-10 胸导联电极连接位置

后，还出现一个小的 U 波，如图 4-5-11 所示。

（1）P 波：代表左右心房除极波。窦房结发放的激动最先引起心房除极，心电图上最先出现的就是 P 波，代表左右两心房除极时的电位变化。

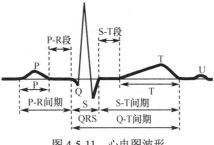

图 4-5-11　心电图波形

1）方向：窦性 P 波在Ⅰ、Ⅱ、aVF、$V_4 \sim V_6$ 导联直立，aVR 导联倒置，Ⅲ、aVL、$V_1 \sim V_3$ 导联可呈双相、倒置或低平。正常的 P 波形态在肢体导联一般呈钝圆形，有时可能有轻度切迹（正常双峰相距小于0.03s）。

2）时间：不超过 0.11s。

3）电压：肢体导联不超过 0.25mV，胸导联不超过 0.2mV。

4）意义：P 波的时间与电压如超过上述数值即为异常，表示心房增大或房内传导阻滞。

若 P 波在 aVR 导联为直立，而Ⅱ、Ⅲ、aVF 导联为倒置，则称为逆行 P 波，表示激动起源于房室交界区。P 波低平，常无病理意义。

（2）P-R 间期：代表心房开始除极至心室开始除极的时间，代表自心房开始除极至心室开始除极的时间。

心率在正常范围时，成人 P-R 间期在 0.12~0.2s，在幼儿及心动过速的情况下，P-R 间期相应地缩短；在老年及心动过缓的情况下，P-R 间期可略延长，但不超过 0.21s。P-R 间期延长见于房室传导阻滞。P-R 间期短于 0.12s 时见于预激综合征等。

（3）QRS 波群：代表心室除极波。由三个波紧密相连，第一个向上的为 R 波，在 R 波之前的负向波为 Q 波，R 波之后的负向波为 S 波。代表两心室除极和最早期复极过程的电位与时间变化。

1）时间：正常成人多为 0.06~0.10s，V_1、V_2 导联的 VAT<0.03s，V_5、V_6 的 VAT<0.05s。QRS 波群时间和室壁激动时间延长常见于心室肥大或心室内传导阻滞等。

2）波形与电压：因导联不同而异。

aVR 导联可呈 QS、rS、rSr 或 Qr 型。RaVR<0.5mV，如大于这一数值常提示右室增大。

aVL 与 aVF 的 QRS 波群可呈 qR 或 Rs 型，也可呈 rS 型。RaVL<1.2mV，RaVF<2.0mV。若超过此数值，则提示左室增大。

胸导联 V_1、V_2 导联多呈 rS 型，偶尔可出现 QS 型。RV_1<1.0mV，R/S<1。V_5、V_6 导联可呈 qR、qRs、Rs 或 R 型，RV_5<2.5mV，R/S>1。在 V_3 导联，R 波同 S 波的振幅大致相等。$RV_5+SV_1 \leq 4.0$mV（男性），≤3.5mV（女性），$RV_1+SV_5 \leq 1.05$mV（1.2mV）。

（4）Q 波：除 aVR 导联可呈 QS 或 Qr 型外，其他导联 Q 波的振幅<R 波的 1/4，时间<0.04s，超过这一标准，称为异常 Q 波，常见于心肌梗死。

QRS 波群的终末与 S-T 段起始交接点，称为 J 点。J 点大多在等电位线上，通常随 S-T 段的偏移而发生移位，有时可因除极尚未完全结束，部分心肌已开始复极致 J 点上移。心动过速等，还可使心室除极与心房复极并存，导致心房复极波（Ta 波）重叠于 QRS 波群的后段，从而发生 J 点下移。

（5）S-T 段：从 QRS 的终点至 T 波的起始点的线段，反映心室肌早期复极过程的电位与时间变化。自 QRS 波群的终点至 T 波起始间的线段，表示心室除极刚结束后尚处在缓慢复极的一段短暂时间。

正常的 S-T 段多为一等位线，有时亦可有轻微的偏移，但在任一导联下，S-T 段下移不应超过 0.05 mV；上升在 $V_1 \sim V_3$ 导联不超过 0.3mV，$V_4 \sim V_6$ 导联与肢体导联均不超过 0.1mV。

S-T 段下移超过正常范围是心肌损害，心肌缺血的象征。S-T 段上升超过正常值且弓背向上，常见于急性心肌梗死，若弓背向下，则见于急性心包炎。

（6）T 波：代表心室晚期复极波。T 波为形态钝圆、升支稍长、降支较短的波形。

方向：与 QRS 主波方向一致。在 Ⅰ、Ⅱ、$V_4 \sim V_6$、aVR、Ⅲ、aVL、aVF、$V_1 \sim V_3$ 导联可以向上、双向或向下，但若 V_1 的 T 波向上，则 V_3 导联就不应向下。

振幅：在以 R 波为主的导联中，T 波>同导联 R 波的 1/10。胸导联的 T 波有时可高达 1.2～1.5mV。

意义：T 波过高除见于正常人外，也见于心肌梗死早期与高血钾等。在以 R 波为主的导联中，T 波低平或倒置常见于心肌缺血与低血钾等。

（7）Q-T 间期：自 QRS 起点到 T 波终点的一段时间，代表心室肌除极与复极的总时间。心率在 60～100 次/分时，Q-T 间期的正常范围应在 0.32～0.44s。

意义：Q-T 间期延长见于心肌损害、心肌缺血、低血钾、低血钙等情况。Q-T 间期缩短可见于高血钙、高血钾或洋地黄效应等。

（8）U 波：是在 T 波后 0.02～0.04s 出现的小波，与 T 波方向一致。振幅很小，在肢体导联不易辨认，一般在胸导联特别是 V_3 较清楚，可高达 0.2～0.3mV。U 波的产生机理尚未明确。U 波明显增高常见于血钾过低。

4. 心电图的测量

（1）各波段时间的测量与心率检测：心电图记录纸是由横线和纵线交织形成的（1×1）mm^2 的小方格构成。小方格的各边细线间隔均为 1mm。横向距离代表时间，每 1mm（一小格）代表 0.04s。HR（心率）=60/P-P（R-R）各波的时间测量应选择波形内缘起点到内缘终点。

（2）各波段振幅的检测：纸上纵向距离代表电压，用以计算各波振幅的高度或深度，1 小格为 1mm，代表 0.1mV。正向波形的测量，应以基线的上缘测至波形的顶点之间的垂直距离。负向波形的测量，应以基线的下缘测至波形的顶点之间的垂直距离。

（3）平均心电轴：指心室除极过程中 QRS 波群的综合向量在额面（六轴系统）上投影的方向和强度，它是空间性的。正常心电图的额面平均心电轴指向左下。

检测方法：目测法，一般通过观察 Ⅰ 与 Ⅲ 导联 QRS 波群的主波方向，可以大致估计心电轴的偏移情况。例如，Ⅰ 和 Ⅲ 导联的主波都向上，心电轴在 0°～90°，表示电轴不偏；Ⅰ 导联的主波向上，Ⅲ 导联的主波向下，为电轴左偏；Ⅰ 导联的主波向下，Ⅲ 导联的主波向上，则为电轴右偏。

振幅法，分别测出 Ⅰ、Ⅲ 导联的 QRS 振幅的代数和，然后将 Ⅰ、Ⅲ 导联 QRS 振幅的代数分别画在 Ⅰ、Ⅲ 导联轴上，分别作一垂线，两垂线相交于 A 点，将电偶中心 O 点与 A 点相连，OA 即为所求的心电轴。OA 与 Ⅰ 导联轴正侧段构成的夹角即为心电轴的角度。平均心电轴正常人可变动于 0°～90°。心电轴在−30°～0°者为"电轴轻度左偏"，−90°～−30°为"电轴左偏"，见于横位心（肥胖体型、晚期妊娠及重症腹水等）、左心室肥大、左前分支阻滞。心电轴达+90°～+110°，则称为"电轴轻度右偏"，见于正常垂位心、右心室肥大等。电轴大于+110°为"电轴右偏"，见于左后分支阻滞、重症右心室肥大、部分右心室流出道增大等。

心脏沿其长轴（自心底部至心尖）作顺钟向（自心尖观察）放置时，右心室向左移，左心室则相应地被转向后，故自 V_1 至 V_4，甚至 V_5、V_6 均显示右心室外膜 rs 波形有明显的顺钟转位，多见于右心室肥厚。

心脏绕其长轴作逆时针向旋转时，左心室向前向右移，右心室被转向后，V_3、V_4 呈现左心室外膜 qr 波形。显著逆时针向转位时，V_2 也呈现 qr 型，须加做 V_2r 或 V_4R 才能显示出右心室外膜的波形显著逆时针向转位多见左心室肥厚。

【实验内容】

（1）接通电源，打开计算机。

（2）点击计算机桌面的心电工作站图标，打开心电工作站软件，输入受试者的姓名、学号等信息。

（3）正确安放电极，连接导连线：受试者静卧于检查床上，摘下眼镜、手表、手机和其他微型电器，全身肌肉放松。在手腕、足踝和胸前首先用酒精消毒，然后涂抹生理盐水再放置引导电极。

连接方式：右手接红色，左手黄色，左足蓝色，右足黑色，胸导联白色（注意电极上的标示）。

（4）记录心电图：检查基线是否平稳，有无肌电等干扰，待一切正常即可点击记录或采集心电数据。

（5）测量分析心电图：测量受试者的心律、各波的幅值、各段和各间期的时间；正确辨认 P 波，QRS 波群，T 波；测量额面平均心电轴；观察有无窦性心率过缓，不齐及期前收缩现象。

【注意事项】

（1）连接线路时，切勿将电源线、导联线和地线等接错位置。

（2）在放置电极处，涂上少许生理盐水或导电膏，导联夹的固定要松紧适宜。

（3）受检者静卧诊察床上。

【思考题】

（1）说明心电图各波的生理意义。

（2）如果 P-R 间期延长而超过正常值，说明什么问题？

（3）P-R 间期与 Q-T 间期的正常值与心率有什么关系？

（张淑丽　薛俭雷）

实验六　B 型超声诊断仪的基本原理及其声像图观察

【实验目的】

（1）了解超声诊断的物理基础。

（2）了解 B 型超声诊断仪的基本原理。

（3）学习 B 型超声诊断仪的使用方法。

【实验仪器】

KX2000A 便携式超声诊断仪。

【仪器描述】

KX2000A 便携式超声诊断仪结构（图 4-6-1）和主要技术指标（表 4-6-1）。

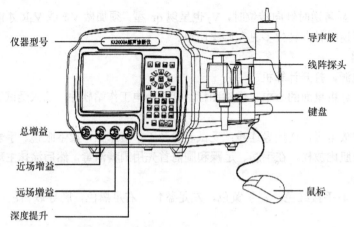

图 4-6-1　KX2000A 便携式超声诊断仪

表 4-6-1　KX2000A 超声诊断仪技术指标（便携式、电子线阵）

名称	指标
图像处理	采用可变孔径、多段聚焦和数字扫描变换（DSC）边缘增强及前处理等高新图像处理技术，具有图像冻结（B、M）、左右翻转、图像负片功能
应用范围	腹部、心脏
扫描方式	电子线阵
显示模式	B、B/B、B/M、M
探头频率	3.5MHz
探测深度	大于 170mm
图像灰阶	256
轴向分辨力	不大于 1mm
侧向分辨力	不大于 2mm
几何位置精度	小于 5%
视频模式	PAL 制
监视器	7"
图像倍率	×1.0，×1.2，×1.5
增益	0~100dB，连续可调
深度提升	实时调节（电位器调节）
近远场增益	连续可调
体位标记	8 种
图像显示	自动时钟、病历编号、年龄、性别、灰度标尺、方向标记
测量功能	距离、周长、面积、斜率、心率、周期，采用键盘和鼠标两种操作方式
产科表	5 种 BPD（双顶径）、CRL（头臀长度）、GS（孕囊）、FL（股骨长）、EDD（预产期）
电源适应范围	电压 220V ± 10%，频率（50 ± 1Hz），具有过压、过流和断电保护功能
输入功率	80W
外形尺寸	410mm×310mm×260mm（长×宽×高）
重量	7.0kg
轨迹球	有
可外接选配件	视频图像打印机

【实验原理】

目前，超声诊断已广泛应用于眼、脑、肝、脾、胆、肾、子宫、胎儿、心脏等疾病的诊断或辅助诊断。由于超声诊断时所用的超声波具有声强小、对人体无损伤、操作简便、显示迅速准确等特点，所以它已成为临床诊断的重要手段之一。

1. 超声诊断的物理基础　超声波是指振动频率大于 2×10^4 Hz 以上的声波，其每秒的振动次数（频率）很高，超出了人耳听觉的上限（2×10^4 Hz），超声波是人耳听不到的。超声和可闻声本质上是一致的，它们的共同点是采用同一种机械振动，通常以纵波的方式在弹性介质内传播，是一种能量的传播形式，其不同点是超声频率高，波长短，在一定距离范围内沿直线传播，具有良好的束射性和方向性。

超声诊断的主要原理是利用超声波在生物组织中的传播特性，亦即从超声波与生物组织相互作用后的声信息中提取所需的医学信息。当利用超声诊断仪向人体组织中发射超声波，超声波遇到各种不同的物理界面时，便可产生不同的反射、散射、折射、吸收和衰减的信号差异。可以将这些不同的信号差异加以接收放大和信息处理，显示各种可供分析的图像，从而进行医学诊断。

超声波在介质中传播时，其传播速度 c 与介质的声阻抗 Z、介质的密度 ρ 之间的关系为

$$Z = \rho c \tag{4-6-1}$$

当超声波在两种介质的分界面上垂直入射时，其反射波的强度 I_2 与入射波的强度 I_1 之比称为超声波强度的反射系数 α_2，它取决于两种介质声阻抗的差值，其公式如下：

$$\alpha_2 = \frac{I_2}{I_1} = \left(\frac{Z_1 - Z_2}{Z_1 + Z_2} \right)^2 \tag{4-6-2}$$

不同的介质有不同的声阻抗。由上式可见，两种介质的声阻抗差值越大，其分界面上的反射波越强，这正是超声波诊断的依据。

2. 超声换能器　任何一种形式的超声诊断仪，都有一个超声换能器，俗称探头，它的功能是将高频电能转换成机械能，用以向人体辐射超声波，又可以接收从人体内反射回来的超声波，将其转换成易于检测的电信号。所以，它既是超声波的"出口"处，又是超声波的"入口"处。医用超声诊断换能器的压电材料，按物理结构分为四大类：压电单晶体（如铌酸锂、酒石酸钾钠等）、多晶体（又称压电陶瓷，如偏铌酸铅、锆钛酸铅等）、高分子聚合物（如聚偏二氟乙烯）和复合压电材料（聚偏二氟乙烯和锆钛酸铅复合）等。B 型超声诊断仪根据扫描方式不同又分为机械扇扫、电子线阵扫描、电子相控阵扫描（电子扇扫）、电子凸阵扫描、机械径向扫描等。

3. B 型超声诊断仪的工作原理　医用超声诊断仪是将声呐原理和雷达技术相结合而产生的医疗仪器。其基本原理是高频超声脉冲波辐射到生物体内，由生物体内不同界面反射出不同波形并转换成图像，从而判断生物体内是否有病变。超声诊断仪由起初的一维超声扫描显示，发展为二维甚至三维、四维的超声扫描和显示，大大增加了回波信息量，使生物体内的病灶清晰、易辨。

超声诊断仪按其工作原理大致可分为三种：反射法（脉冲波）、多普勒法和透射法。B 型超声诊断仪是采用了反射法的切面声像图显示。

超声脉冲反射法是把几兆赫至十几兆赫的高频超声脉冲发射到生物体内，然后再接收来自生物体内的反射波（回波）的方法，此法也称为脉冲回波法。检测回波脉冲可以获得超声波在介质内反射界面的位置。设脉冲反射到回波接收之间的时间间隔为 t、声速为 c、超声回波的距离为 s（则声脉冲一往一返通过的路径为 $2s$），如图 4-6-2（a）所示。由关系式

$$t = \frac{2s}{c} \tag{4-6-3}$$

可知，若测定了时间 t，就可确定界面位置。

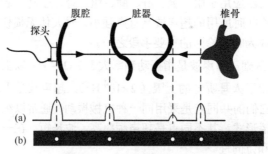

图 4-6-2　超声图像显示原理

脉冲回波显示在屏幕上，能显示体内有关结构信息，显示的类型有两种，一种是以回波波强幅度曲线显示（回声图）；另一种是以回波构成的图像显示（声像图）。如图 4-6-2（b）所示，假如接收到第一个回波是从腹壁反射的，第二个回波是从脏器前壁反射的，第三个回波是从脏器后壁反射的，第四个回波是从椎骨反射的，则从图 4-6-2 中可以看出脏器后壁反射的回波比前壁反射的回波微弱，这是因为超声在人体内传播时，随着深度的增加而减弱，但从椎骨反射的回波强度为何反而增强呢？这是因为椎骨能将超声能量大部分反射回来，而软组织只能反射很少的一部分。如图 4-6-2 所示，（a）为 A 型超声诊断仪显示的回波强度的幅度曲线图形，（b）为 B 型超声诊断仪中采用的以光点形式显示的回波。每个光点的位置表示回波返回所经历的时间，而每一个光点的亮度表示所接收到的回波的强度。

4. B 型超声诊断仪的基本电路　B 型超声波诊断仪的电路与 A 型超声波诊断仪的电路基本相同。不同的是 B 超采用辉度调制型。探头发出的超声束在传播途径中，遇到各个界面所产生的一系列散射和反射的回波信号加在电子枪阴极或控制删极上（显示器的 Z 轴），不同深度上的回波对应图像上的一个光点，光点的亮度由回波幅度线性控制。显示器自上而下的一串光点则表示在各个深度界面上的回波。当声束沿一直线匀速平移时，由于荧光屏采用长余辉荧光材料，相应图像将表现为二维断层形态图像。诊断中用探头扫描时，每一声束线上的光点群，依次分布形成一幅切面声像图。回声形态按回波信号在显示器上所形成的光点分布和聚集状态，可划分为光团、光环、光斑、光带、光点。

【实验步骤】

（1）接好电源线、地线、探头的连线。

（2）打开电源开关，显示灯亮后即可进行操作。

（3）将增益旋钮旋转至中间位置。

（4）设定探测深度，将控制杆调至适当位置。

（5）调好荧光屏上的亮度、对比度，调节好超声波束焦点像大小。调好动态范围，选择图像的大小。

（6）将超声耦合剂涂在病人的待测部位。

（7）用右手握住探头，垂直放在检查部位，并在附近来回移动。

（8）将扫描调整旋钮调好，使荧光屏上所显示的不同深度的图像具有相同的亮度。

（9）旋转 CALIPER1 和 CALIPER2，使游标光点跟踪病灶部位并卡住待测体两端，荧光屏上立即可显示出被测物大小的数字。

（10）若需拍下诊断部位的断层图像，并在照片上记下时间、日期、姓名、内脏名称等，按下对应的薄膜开关便可达到目的。

【注意事项】

（1）开机使用前必须连接好探头，而且使用过程绝对不能取下探头。

（2）不能碰击探头，使用完毕应用细布轻轻擦净探头表面，或用专用清洁剂清除粘在表面上的耦合剂，以备下次再用。

（3）接电源时注意主机要求的电压值，勿插错电源，最好用稳压电源，以保证主机正常工作。

【思考题】

（1）为什么 B 超检查时探头要经常变换角度，以获得清晰图像？

（2）为什么肺脏疾病不可做超声辅助诊断检查？

（3）B 型超声诊断仪与 A 型超声诊断仪相比有哪些优点？

（张淑丽　张立平）

实验七　CT 图像后处理技术的计算机模拟实验

【实验目的】

（1）掌握 DICOM 格式图像与通用标准数字格式图像转换方法。

（2）掌握利用 MATLAB 软件处理二维图像的基本方法。

【实验器材】

高性能计算机、MATLAB 软件、打印机等。

【实验原理】

目前，大多数影像设备遵从 1993 年美国放射学会（ACR）和电器制造协会（NEMA）联合制定的医学数字图像与通信标准 DICOM3.0，由这些符合标准的设备产生的 DICOM 图像是不能够利用通用的图像软件直接读取和显示的，有时为了方便与其他计算机软件相兼容，需要将 DICOM 图像转换为通用的标准数字图像格式 BMP、JPEG、PNG 等。使用计算机转换程序，在正确读取 DICOM 图像后，通过选择合适的窗宽、窗位，将窗宽范围内的值通过线性或非线性变换转换为小于 256 的值，将 CT 图像转换为 256 色 BMP 图像，然后再通过对图像进行图像配准、图像增强、二值化处理、边缘提取等一系处理，得到理想的二维医学图像。其中使用 MATLAB 中的图像读入函数 imread（），可以读取 BMP、JPEG、PNG 等格式图像，同时可以使用图像写出函数 imwrite（）及图像显示函数 image（）、imshow（）对图像进行写出和显示，部分 MATLAB 图像类型转换处理函数如表 4-7-1 所示。

表 4-7-1　**MATLAB 图像类型转换处理函数的用法与功能**

函数名	常见调用格式	函数功能
im2bw	BW = im2bw（I，level） BW = im2bw（X，map，level） BW = im2bw（RGB，level）	设置亮度阈值，将真彩、索引、灰度图像转换成二值图像
ind2gray	I = ind2gray（X，map）	索引图像转换成灰度图像
rbg2gray	I=rgb2gray（RGB） newmap=rgb2gray（map） I=rgb2gray（RGB）	真彩图像转换成一幅灰度图像；索引图像的颜色映射表转换成灰度颜色映射表
ind2rgb	RGB=ind2rgb（X，map）	索引图像转换成真彩图像
rgb2ind	RGB=rgb2ind（X，map）	真彩图像转换成索引图像

图像配准是对不同时间、不同传感器、不同视角及不同拍摄条件下获取的两幅或多幅图像

进行匹配的过程。图像配准的一般步骤为：首先对两幅图像进行特征提取得到特征点；通过进行相似性度量找到匹配的特征点对；然后通过匹配的特征点对得到图像空间坐标变换参数；最后由坐标变换参数进行图像配准。

图像增强就是根据某种应用的需要，人为地突出输入图像中的某些信息，从而抑制或消除另一些信息的处理过程。图像增强可分成频率域法和空间域法。频率域法把图像看成一种二维信号，对其进行基于二维傅里叶变换的信号增强。采用低通滤波（即只让低频信号通过）法可去掉图中的噪声；采用高通滤波法，则可增强边缘等高频信号，使模糊的图片变得清晰。空间域法中具有代表性的算法有局部求平均值法和中值滤波（取局部邻域中的中间像素值）法等，采用上述方法可去除或减弱噪声。

空域滤波中的中值滤波的基本思想是用一个窗口 W 在图像上扫描，把落入窗口内的图像像素按灰度降（升）序排列起来，然后中间灰度值代替窗口中心像素的灰度，便完成中值滤波。用公式表示即

$$g(m,n) = \text{Median}\{f(m-k,n-l), \ (k,l) \in W\} \tag{4-7-1}$$

通常窗口内的像素为奇数，以便有个中间像素。若窗口像素为偶数，则中值取中间两像素灰度的平均值。

二值化处理是指图像的所有像素点用 0 或 1 表示。图像二值化的目的是最大限度地将图像中感兴趣的部分保留下来，把图像像素作比较，也就是取个阈值 $f(z)$。

$f > f(z)$，则 $f =$ 白色；$f < f(z)$，则 $f =$ 黑色。

选取多大的阈值要根据二值化后图像的质量要求来定。

【实验内容】

1. 图像格式转换

（1）打开"原始图像"文件夹，浏览*.dcm 文件。

（2）使用格式转换软件按顺序打开*.dcm 文件，调整窗宽、窗位，将文件另存为*.bmp（按顺序编号）。

（3）重复第（2）步操作将 120 幅原始 DICOM 格式图像转换为 BMP 格式图像。

2. 图像预处理　像素与图像数字化。

```
x = imread ('test1.bmp');
whos
x
```

基本图像类型

```
x1 = rgb2gray (x);                      %将 RGB 图像转换为灰度图像
figure; imshow (x1);
[x2, map] = rgb2ind (x, 256);          %将 RGB 图像转换为索引图像
figure; imshow (x2, map); colormap (map); colorbar ('horiz');
thresh = graythresh (x1);              %自动确定二值化阈值
x3 = im2bw (x1, thresh);               %将灰度图像转换为二值图像
figure; imshow (x3);
```

图像平滑处理

```
g0 = imread ('test2.bmp');
g1 = imnoise (g0, 'salt & pepper', 0.02);       %加入椒盐噪声
```

```
g2 = imnoise（g0，'gaussian'）;              %加入高斯噪声
J1 = medfilt2（g1，[3，3]）;                  %3×3 中值滤波模板
J2 = medfilt2（g2，[3，3]）;
figure，subplot（2，2，1），imshow（J1）;
subplot（2，2，2），imshow（J2）;
```

【注意事项】

（1）DICOM 格式图像转换时，应该根据具体图像选择适合的窗宽、窗位。

（2）利用 MATLAB 软件处理图像时，MATLAB 中所有的有效执行语句必须在英文状态下输入。

（3）MATLAB 的 M 文件名须用字母开头，由字母、数字或下划线组成，不要使用空格、减号等，一般取三个字符以上，以防与变量名冲突。

【思考题】

（1）什么是图像配准？

（2）什么是图像增强？图像增强技术主要包括哪些方面？

（3）什么是二值图像？MATLAB 图像二值化处理函数是什么？

（刘雅楠）

实验八　CT 医学图像的三维重建

【实验目的】

（1）了解图像三维重建的基本思想。

（2）熟悉 CT 医学图像的三维重建过程。

【实验器材】

高性能计算机、MATLAB 软件、打印机等。

【实验原理】

医学图像的三维重建是利用各种医学成像设备获取的二维图像及彩色冰冻切片图像来构建组织或器官的三维几何模型，并在计算机屏幕上"真实"地绘制并显示出来的过程。根据绘制过程中数据描述方法的不同，目前医学图像三维重建的方法主要有两类：

（1）通过几何单元拼接拟合物体表面来描述物体的三维结构，称为表面绘制方法，又称间接绘制方法。

（2）直接将体素投影到显示平面的方法，称为体绘制方法，即体绘制法。

经过十几年的发展，医学图像三维重建已经从辅助诊断发展成为辅助治疗的重要手段。三维重建技术能充分利用 CT、MRI 等医学图像体数据，采用面绘制或体绘制的成像算法，根据需要得到任意视角透视的三维投影图像，构造三维模型，并对三维模型从不同方向投影显示，提取出相关器官的信息，能使医生对感兴趣器官的大小、形状和空间位置获得定量描述。

表面绘制的基本思想是从体数据中抽取一系列相关表面，并用多边形拟合近似后，再通过传统的图形学算法显示出来。表面绘制的一般过程为：首先在每张图像中勾勒出感兴趣物体的边界称为轮廓线，然后建立相邻两张切片中轮廓线的对应关系，由对应轮廓线构造物体表面，所有两两相邻图像之间的表面组成了物体的表面。

体绘制技术的中心思想是该方法并不产生等值面，是将体素看成一个半透明物质，并赋予

其一定的颜色和阻光度，由光线穿过整个体数据场，进行颜色合成，该方法把体数据作为整体直接投射到图像平面上，以得到体数据的全局图像。

体绘制技术是直接研究光线通过体数据场时与体素的相互关系，所以无须构造中间面，因而体素中的许多细节信息得以保留，结果的保真性大为提高。因此从绘制结果来讲，体绘制的图像质量通常要优于面绘制。但是体绘制法对硬件的要求很高，运行速度比较慢。

CT 医学图像的三维重建流程如图 4-8-1 所示。

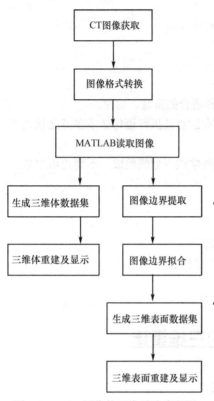

图 4-8-1　CT 图像的三维重建流程图

【实验内容】

（1）打开 MATLAB 程序"Data.m"，根据图像二维处理时转换图像数量调整"Data.m"程序命令。

（2）保存修改过的"Data.m"程序，将"Data.m"和"Reconstruction.m"程序保存至图像格式转换后文件夹。

（3）打开 MATLAB 运行窗口，将"Current Directory"位置定位在图像格式转换后文件夹。

（4）在"Command Window"中输入"run Data"。

（5）观察图像格式转换后文件夹中是否生成新文件"mwb.mat"。

（6）"mwb.mat"数据生成后，在"Command Window"中输入"run Reconstruction"。

（7）待三维重建结果生成后，使用旋转工具进行图像旋转。

（8）使用放大工具对生成的三维重建结果进行局部放大。

（9）使用抓手工具对生成的三维重建结果进行图像位置移动。

（10）调整好图像后，保存实验结果。

【注意事项】

（1）三维表面重建时，边界轮廓的提取尤为重要，注意选取合适的边缘检测方法。

（2）三维体重建由于存在处理数据量大、重建速度慢等问题，程序运行会很耗时。

（3）MATLAB 并不执行任意目录下的 M 文件，它只执行当前目录和 MATLAB 路径中的命令和函数。

【思考题】

（1）CT 医学图像的特点是什么？

（2）体绘制技术的中心思想是什么？

（3）表面绘制的一般过程有哪几个重要步骤？

（4）如何读取和调用 MATLAB 中"x.mat"文件？

（张淑丽　刘雅楠）

实验九　核磁共振实验

所谓核磁共振（nuclear magnetic resonance，NMR）是指具有磁矩的原子核在静磁场中受到电磁波的激发而产生的共振跃迁现象。

1945 年 12 月，哈佛大学的珀塞尔（E. M. Purcell）等首先观察到石蜡样品中质子（即氢原子核）的核磁共振吸收信号。1946 年 1 月，斯坦福大学的布洛赫（F. Bloch）研究小组在水样品中也观察到质子的核磁共振信号。由于两人在核磁共振方面所做出的贡献而共同获得了 1952 年诺贝尔物理学奖。

1973 年美国科学家劳特布尔（P. C. Lauterbuer）在实验室完成核磁共振模拟成像，1976 年英国科学家曼斯菲尔德（P. Mansfield）发展了核磁共振成像技术，他们两人因此获得了 2003 年诺贝尔生理学奖或医学奖。如今，核磁共振技术已广泛地应用到各个领域。在科研上，成为确定物质分子结构、组成和性质的重要实验方法；在医学上，成为必不可少的临床检测手段。核磁共振技术用于医学成像时，称为核磁共振成像（magnetic resonance image，MRI）。

【实验目的】

（1）了解核磁共振现象的基本原理。

（2）用磁场扫描法（扫场法）观察核磁共振现象。

（3）用核磁共振法校准恒定磁场 B_0。

（4）测量氟核 $^{19}\mathrm{F}$ 的旋磁比 γ_F 和朗德因子 g。

【实验原理】

1. 原子核磁矩 许多原子核（并非全部）可被看作很小的条形磁铁，有磁北极和磁南极。原子核以南北磁极连线为轴，以恒定速率旋转，所以这些原子核具有不为零的角动量 P 和核磁矩 μ（图 4-9-1）。

通常情况下，如无外界干扰，原子核磁极的指向是任意的（图 4-9-2），即宏观上对外表现的合磁矩为零。但是当把这些原子核群放在外磁场中时（图 4-9-3），原子核的磁矩就会与外磁场相互作用，最终使得原子核群的宏观磁矩 μ 不为零。

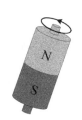
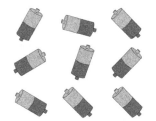
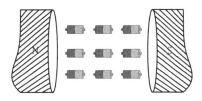

图 4-9-1　原子核磁矩　　　　图 4-9-2　无外磁场时　　　　图 4-9-3　外磁场作用时

2. 核磁共振 在经典力学中，具有一定质量的高速旋转的物体受到重力作用时，如果自转轴与重力方向不平行，就会产生进动。同样，由于核磁矩与外磁场的相互作用，原子核也会产生进动。由角动量定理可知，其力矩为

$$L = \mu \times B = \frac{\mathrm{d}P}{\mathrm{d}t} \tag{4-9-1}$$

力矩 L 迫使角动量 P 的方向发生改变，围绕外磁场 B 的方向旋转。磁矩 μ 和自旋角动量 P 的关系为 $\mu = \gamma P$，所以可以得到磁矩 μ 的进动关系为

$$\frac{\mathrm{d}\mu}{\mathrm{d}t} = \mu \times \gamma B \tag{4-9-2}$$

其中，γ 称为旋磁比。上式的矢量关系可用图 4-9-4 表示。进动的角频率 ω_0 为

$$\omega_0 = \gamma B \tag{4-9-3}$$

μ 与外磁场 B 的作用能为

$$E = -\boldsymbol{\mu} \cdot \boldsymbol{B} = -\mu B \cos\theta \tag{4-9-4}$$

如果这时在 x-y 平面中再加一个旋转磁场 B_1（图 4-9-5），当 B_1 的角频率 ω 与进动的角频率 ω_0 相等时，磁矩 μ 与 B_1 相对静止，那么会使磁矩 μ 再绕 B_1 产生进动，结果使夹角 θ 增大，原子核吸收能量，势能增加。所以要使原子核产生共振，其条件为

$$\omega = \omega_0 = \gamma B \tag{4-9-5}$$

γ 的大小与原子核的性质有关，这是一个可测量的物理量，其物理意义是单位磁感应强度下的共振频率。对于裸露的质子，$\gamma/2\pi = 42.577469\,\text{MHz/T}$。但在原子或分子中，原子核受附近电子轨道的影响使核所处的磁场发生变化，所以在完全相同的外磁场下，不同化学结构的核磁共振频率不同。$\gamma/2\pi$ 值将略有差别，这种差别是研究化学结构的重要信息，称为化学位移。

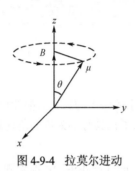

图 4-9-4　拉莫尔进动

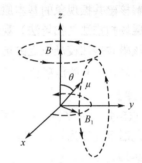

图 4-9-5　共振时 μ 的运动状态

由量子力学的处理可得到旋磁比 γ 与 g 因子的关系为

$$\gamma = g\frac{\mu_\text{N}}{\hbar} = g\frac{e}{2m_\text{p}} \tag{4-9-6}$$

式中，$\mu_\text{N} = \dfrac{e\hbar}{2m_\text{p}}$ 称为核磁子，常用作度量核磁矩大小的单位，它是玻尔磁子 $\mu_\text{B} = \dfrac{e\hbar}{2m_\text{e}}$ 的 1/1836，其中，m_p 是质子质量，m_e 是电子质量，$\hbar = \dfrac{h}{2\pi}$，h 为普朗克常量；g 是一个与原子核本性有关的无量纲常数，称为 g 因子或朗德因子。

对于核磁共振，在量子力学中的解释是，核磁矩与外磁场的作用造成能级分裂，当加上一个与能级间隔对应的交变磁场时，将产生共振跃迁，粒子从交变磁场中吸取能量，其关系是

$$\Delta E = h\nu = \hbar\omega = \gamma\hbar B \tag{4-9-7}$$

3. 共振信号　要产生一个旋转磁场是比较复杂的，实际上仅用一个直的螺线管线圈也能产生所需的共振磁场，如图 4-9-6 所示。这样的线圈只能产生线偏振的磁场。

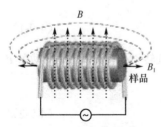

图 4-9-6　产生共振磁场的方法

从原理上说，有了外部的静磁场 B 和合适的共振磁场 B_1，就已经产生共振了，但是如何才能观察到共振信号，这里还要做技术上的处理。为了能够在示波器上观察到稳定的共振信号，必须使共振信号重复出现。为此，可以固定共振磁场的频率，在共振点附近连续、反复地改变静磁场的场强使其扫过共振点，这种方法称为扫场法。该方法需要在平行于静磁场的方向上叠加一个较弱的交变磁场，简称扫场。在

连续改变时，要求场强缓慢地通过共振点，这个缓慢过程是相对原子核的弛豫时间而言的。

图 4-9-7 给出了扫场频率为 50Hz 时，外磁场随时间的变化及相应的共振信号的关系。从图中可知，静磁场场强的变化范围是 $B = B_0 \pm B'$，要注意，实际扫场的振幅是很小的，在本实验中 B'/B_0 近似为 $10^{-2} / 10^{-4}$ 数量级。可能发生共振的频率范围应落在 $B = B_0 \pm B'$ 之间。所以有一个捕捉范围。必须先要改变共振磁场 B_1 的频率 ν，使 ν 进入捕捉范围，这时就能在示波器上观察到共振信号，这时的共振信号的间隔很可能是不等的。如图 4-9-7 所示，其共振信号发生在与虚线 a 相交处，这时场强 B 是难以确定的。如果继续调整频率 ν，使得共振信号等间距排列，即共振点在扫场的过零处，即图 4-9-7 中与虚线 b 相交处，那么扫场就不参与共振，从而可确定固定磁场 B_0 的大小。

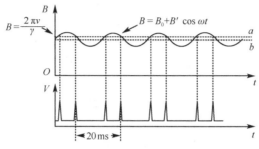

图 4-9-7　扫场、静磁场与共振信号的关系

本实验的扫场参数是频率为 50Hz、幅度为 $10^{-5} \sim 10^{-3}$T，对固体样品聚四氟乙烯来说，这是一个变化很缓慢的磁场，其吸收信号如图 4-9-8（a）所示。而对液态水样品来说却是一个变化较快的磁场，其观察到的不再是单纯的吸收信号，而是产生拖尾现象，如图 4-9-8（b）所示。磁场越均匀，尾波中振荡次数越多。

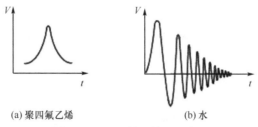

图 4-9-8　不同样品的共振信号

【仪器介绍】

实验装置由样品管(内可放各种样品)、永磁铁、扫场线圈、音频调制磁场电源、射频边限振荡器、频率计及示波器等组成，结构如图 4-9-9 所示。

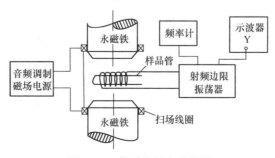

图 4-9-9　核磁共振实验装置

（1）样品放在塑料管内，置于永磁铁的磁场中。样品管外绕有线圈，构成边限振荡器振荡电路中的一个电感。

（2）永磁铁用来提供样品能级塞曼分裂所需要的强磁场，它是核磁共振实验装置的核心，其磁感应强度为 B_0。永磁铁上还加一个小的音频调制磁场，目的是把频率为 50Hz 的信号 $B'\cos\omega t$ 接在永磁铁的扫场线圈上（ $B' = B_0$ ）， B' 的值可以通过改变扫场电源的电压来连续调节，因此磁场中样品处的实际磁感应强度为

$$B = B_0 + B'\cos\omega t \qquad (4\text{-}9\text{-}8)$$

核磁共振实验装置中的磁铁有三类：永久磁铁、电磁铁和超导磁铁。永久磁铁的优点是不需要磁铁电源和冷却装置，运行费用低，而且稳定度高。电磁铁的优点是通过改变励磁电流可以在较大范围内改变磁场的大小。为了产生所需要的磁场，电磁铁需要很稳定的大功率直流电源和冷却系统，另外还要保持电磁铁温度恒定。超导磁铁最大的优点是能够产生高达十几特斯拉的强磁场，对大幅度提高核磁共振谱仪的灵敏度和分辨率极为有益，同时磁场的均匀性和稳定性也很好，是现代摄谱仪较理想的磁铁，但仪器需要使用液氮或液氦，这给实验带来了不便。本实验用的磁场强度约为 0.5T，中心区（ 5mm^3 ）均匀性优于 10^{-5}。

（3）射频边限振荡器因处于稳定振荡与非振荡的边缘状态而得名，它提供频率为 19～25MHz 的射频电磁波（频率为 3～30MHz 的电磁波是最适合于无线电发射的频率，故称为"射频"），其频率连续可调，并由频率计监视。由于此振荡器的振荡特性处于稳定振荡与非振荡的边缘状态，所以其振荡幅度随振荡电路中的元件性能变化而明显变化。本实验中设计的边限振荡器振幅随电感性能变化特别明显（注意：边限振荡器的振荡状态与工作电流有关，实验中应适当调节工作电流，以达到最佳状态）。该电感线圈中放有样品，当样品由于核磁共振而吸收能量时，振荡器的输出幅度会明显降低。

【实验内容】

1. 记录下仪器的编号和样品盒的编号 本实验的静磁场场强均在 0.57T 左右，所以水的氢核共振频率在 24～25MHz。

接好线路后，调整扫场、共振频率、幅度和示波器参数，观察水的氢核和氟核样品的核磁共振信号，使之达到幅度最大并稳定，记录调整好后的参数（频率、振幅）和波形。绘制一张包含两个样品波形的图，并把编号及调整好后的参数也记录在上面。

2. 标定样品所处位置的磁场强度 B_0 将样品盒放在永久磁铁的中心区。观察掺有三氯化铁的水中质子的核磁共振信号，测出样品在永久磁铁中心时质子的共振频率 ν。对于温度为 25℃球形容器中水样品的质子，旋磁比为 $\gamma/2\pi = 42.576375\,\text{MHz/T}$，从而由公式 $2\pi\nu = \gamma B$ 计算样品所处位置的磁场强度 B_0。由图 4-9-7 可知，外加总磁场为

$$B = B_0 + B'\cos\omega t \qquad (4\text{-}9\text{-}9)$$

这里的 B' 是扫场的幅度，ω 是扫场的圆频率。为了加宽捕捉范围，可以把扫场的幅度加大，这样便于共振频率的寻找。因为我们要确定的磁场是 B_0，所以必须让共振点发生在扫场过零处，即图 4-9-7 中扫场与线 b 的交点上。容易看出，这时的共振信号为等间隔（间隔为 10ms）分布。

在示波器上严格地分辨等分间隔是不容易的，这里提出一种方法。从图 4-9-7 可以看出，当共振点不在扫场过零处时，改变扫场幅度会导致共振信号成对地靠近或分开。只有当共振点恰巧在扫场过零处时，不论扫场幅度加大或减小，共振信号都不会移动，所以可以在共振信号大致等间隔后用这种方法细调。

对于计算 B_0 的测量误差，我们可以用两边夹的方法来确定。从图 4-9-7 可知，共振频率的上下限由扫场的振幅决定，所以在能分辨共振信号的前提下，我们尽量减小振幅。调整共振频

率，使共振信号两两合并，取 20ms 等间隔，然后测出共振频率的上下限 ν_1 和 ν_2，由式（4-9-9）可计算扫场的幅度为

$$B' = \frac{(\nu_1 - \nu_2)/2}{\gamma / 2\pi} \tag{4-9-10}$$

实际上，共振信号等间隔排列的判断误差一般不超过 10%，因此 ΔB_0 可取上式的 1/10，即

$$\Delta B_0 = B'/10 \tag{4-9-11}$$

从而有

$$\Delta B_0 = \text{测量值} + \text{估计误差} \tag{4-9-12}$$

3. 测量氟核 ^{19}F 的旋磁比 γ_F 和朗德因子 g　观察并记录固态聚四氟乙烯样品中氟核的磁共振信号，测出样品处与水样品相同磁场位置时的氟核的共振频率。因已测得 B_0，所以由以上公式可算得氟核的旋磁比 γ_F。

由旋磁比定义 $\gamma = g 2\pi \mu_N / h$，可计算出氟核的 g 因子。这里 μ_N 是核磁子，h 是普朗克常量，$\mu_N = 3.1524515 \times 10^{-14} \text{MeV/T}$，$\mu_N / h = 7.6225914 \text{MHz/T}$。

【注意事项】

（1）由于扫场的信号从市电取出，频率为 50Hz。每当 50Hz 信号过零时，样品所在处的磁场就是恒定磁场 B_0，所以应先加大扫场信号，让总磁场有较大幅度的变化，以利于我们找到磁共振信号，然后调整频率。

（2）样品在磁场的位置很重要，除有其他要求外，应保证处在磁场的几何中心。

（3）调节时要缓慢，否则 NMR 信号一闪而过。

（4）请勿打开样品盒。

（5）调节扫场幅度的可调变压器的调节范围为 0～100 V。

【思考题】

（1）本实验中有几个磁场？它们的相互方向有什么要求？

（2）在医院的核磁共振成像宣传资料中，常把拥有强磁场（1.0～1.5T）作为一个宣传的亮点。请问，磁场的强弱对探测质量有什么关系吗？为什么？

（张立平）

实验十　计数器及其应用

【实验目的】

（1）学习用集成触发器构成计数器的方法。

（2）掌握中规模集成计数器的使用及逻辑功能测试方法。

（3）掌握任意进制计数器的设计方法。

【实验器材】

+5V 直流电源、双踪示波器、连续脉冲源、单次脉冲源、逻辑电平开关、逻辑电平显示器、译码显示器、74LS74（CC4013）×2 片、74LS192（CC40192）×3 片、74LS00（CC4011）、74LS20（CC4012）。

【实验原理】

计数器是典型的时序逻辑电路，它是用来累计和记忆输入脉冲个数的，还常用作数字系统

的定时、分频和执行数字运算以及其他特定的逻辑功能。计数是数字系统中很重要的基本操作，集成计数器是最广泛应用的逻辑部件之一。

在数字集成产品中，通用的计数器是二进制和十进制计数器。目前，无论是 TTL 还是 CMOS 集成电路，都有品种较齐全的中规模集成计数器。使用者只要借助于器件手册的功能表和工作波形图以及引出端的排列，就能正确地运用这些器件，部分常用集成计数器如表 4-10-1 所示。

表 4-10-1　部分常用集成计数器

类别	型号	名称	功能
TTL	74LS290	异步二–五–十进制计数器	双计数输入，直接置 9，直接清零
	74LS161	同步四位二进制计数器	异步清零，同步预置数
	74LS192	同步可逆十进制计数器	异步清零，预置数，双时钟
CMOS	CC4024	7 位二进制串行计数器	带清零端，有 7 个分频输出
	CC40161	同步四位二进制计数器	异步清零，同步预置
	CC40192	同步可逆十进制计数器	异步清零，预置数，双时钟

1. 用 74LS74（或 CC4013）D 触发器构成四位二进制异步加法/减法计数器　74LS74 是一个边沿触发器数字电路器件，每个器件中包含两个相同的、相互独立的边沿 D 触发器电路，其引脚排列及逻辑符号如图 4-10-1 所示。

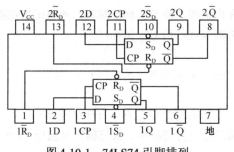

图 4-10-1　74LS74 引脚排列

如图 4-10-2 所示，是用四只 D 触发器构成的四位二进制异步加法计数器，它的连接特点是将每只 D 触发器接成 T 触发器，再由低位触发器的 $\overline{Q}$ 端和高一位的 CP 端相连接。

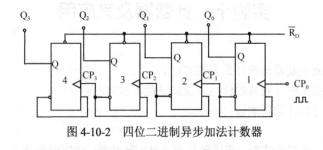

图 4-10-2　四位二进制异步加法计数器

若将图 4-10-2 稍加改动，即将低位触发器的 Q 端与高一位的 CP 端相连接，即构成了一个四位二进制减法计数器。

2. 中规模十进制计数器　74LS192 是同步十进制可逆计数器，具有双时钟输入，并具有清除和置数等功能，其引脚排列及逻辑符号如图 4-10-3 所示。

图中 $\overline{\text{LD}}$ 为异步置数端；CP_U 为加计数端；CP_D 为减计数端；$\overline{\text{CO}}$ 为非同步进位输出端；$\overline{\text{BO}}$ 为非同步借位输出端；A、B、C、D 为计数器输入端；Q_A、Q_B、Q_C、Q_D 为数据输出端；CR 为异步清零端；74LS192（功能同 CC40192）的功能如表 4-10-2 所示。

当清零端 CR 为高电平"1"时，计数器直接清零；CR 置低电平则执行其他功能。

当 CR 为低电平，置数端 $\overline{\text{LD}}$ 也为低电平时，数据直接从置数端 A、B、C、D 置入计数器。

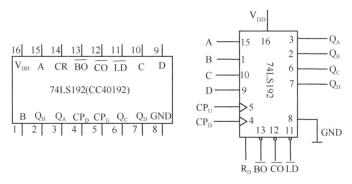

图 4-10-3　74LS192 引脚排列及逻辑符号

表 4-10-2　74LS192（功能同 CC40192）的功能表

输入								输出			
CR	$\overline{\text{LD}}$	CP_U	CP_D	D	C	B	A	Q_D	Q_C	Q_B	Q_A
1	×	×	×	×	×	×	×	0	0	0	0
0	0	×	×	d	c	b	a	d	c	b	a
0	1	↑	1	×	×	×	×	加计数			
0	1	1	↑	×	×	×	×	减计数			

当 CR 为低电平，$\overline{\text{LD}}$ 为高电平时，执行计数功能。执行加计数时，减计数端 CP_D 接高电平，计数脉冲由 CP_U 输入。在计数脉冲上升沿进行 8421 码十进制加法计数。执行减计数时，加计数端 CP_U 接高电平，计数脉冲由减计数端 CP_D 输入。表 4-10-3 所示为 8421 码十进制加、减计数器的状态转换表。

表 4-10-3　8421 码十进制加、减计数器的状态转换表

加法计数器 ⟶

	输入脉冲数	0	1	2	3	4	5	6	7	8	9
输出	Q_D	0	0	0	0	0	0	0	0	1	1
	Q_C	0	0	0	0	1	1	1	1	0	0
	Q_B	0	0	1	1	0	0	1	1	0	0
	Q_A	0	1	0	1	0	1	0	1	0	1

⟵ 减法计数器

3. 计数器的级联使用　一个十进制计数器只能表示 0～9 十个数，为了扩大计数范围，常用多个十进制计数器级联使用。同步计数器往往设有进位（或借位）输出端，故可选用其进位（或借位）输出信号驱动下一级计数器。

图 4-10-4 是由 74LS192 利用进位输出 $\overline{\text{CO}}$ 控制高一位的 CP_U 端构成的加计数级联图。可以

实现 10×10=100 进制（"00"～"99"）的计数。如果要构成减计数电路，则利用其借位输出 $\overline{BO}$ 控制高一位的 CP_D 端，实现（"99"～"00"）的减法计数，如果计数初始值为"00"～"99" 其中一个数，则必须先在输入端 D～A 预置所要开始计数的初始值，令 $\overline{LD}=0$，将此初始值预置完成，此后重新置 $\overline{LD}=1$。

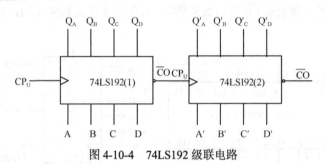

图 4-10-4　74LS192 级联电路

4. 实现任意进制计数

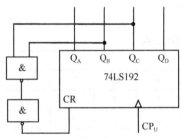

图 4-10-5　六进制计数器

（1）用反馈清零法（复位法）获得任意进制计数器：假定已有 N 进制计数器，而需要得到一个 M 进制计数器时，只要 $M<N$，用反馈清零法使计数器计数到 M 时置"0"，即获得 M 进制计数器。如图 4-10-5 所示，为一个由 74LS192 十进制计数器接成的六进制计数器。

（2）利用预置数功能获得 M 进制计数器：图 4-10-6 所示为一个特殊 12 进制的计数器电路方案。在数字钟里，对时位的计数序列是 1,2,…,11,12，是 12 进制的，且无 0 数。即从 1 开始计数，显示到 12 为止，当计数到 13 时，通过与非门产生一个复位信号，使 74LS192（2）（时的十位）直接置成 0000，而 74LS192（1）（时的个位）直接置成 0001，从而实现了 1～12 计数。如图 4-10-5 所示，当计数到 $Q'_D Q'_C Q'_B Q'_A Q_D Q_C Q_B Q_A = 0001\,0011$（时十位为 1，时个位为 3）时，通过与非门产生一个置数信号，使 74LS192（2）（时十位）直接置成 0000，而 74LS192（1）（时的个位）直接置成 0001，由于 74LS192 的 $\overline{LD}$ 端是异步置数端，所以状态"0001 0011（13）"出现的时间很短。图 4-10-7 为图 4-10-6 计数器的状态转换图，从而实现了 1～12 计数。

（3）当 M 可拆分成 $M=M_1 M_2$ 时，可先分别接成 M_1 进制计数器和 M_2 进制计数器，然后再级联组成 M 进制计数器。如图 4-10-8 所示为用两个 74LS192 组成的 60 进制计数器。

【实验内容】

（1）用 74LS74 或 CC4013D 触发器构成四位二进制异步加法计数器。

1）按图 4-10-2 接线，$\overline{R}_D$ 接至逻辑开关输出插口，将低位 CP_0 端接单次脉冲源，输出端 Q_D、Q_C、Q_B、Q_A 接逻辑电平显示输入插口，各 $\overline{S}_D$ 接高电平"1"。

2）清零后，逐个送入单次脉冲，观察并列表记录 $Q_D \sim Q_A$ 状态。

3）将单次脉冲改为 1Hz 的连续脉冲，观察 $Q_D \sim Q_A$ 的状态。

4）将 1Hz 的连续脉冲改为 1kHz，用双踪示波器观察 CP、Q_D、Q_C、Q_B、Q_A 端波形。

5）将图 4-10-2 电路中的低位触发器 Q 端与高一位的 CP 端相连接，构成减法计数器，按实验内容 2）～4）进行实验，观察并列表记录 $Q_D \sim Q_A$ 的状态。

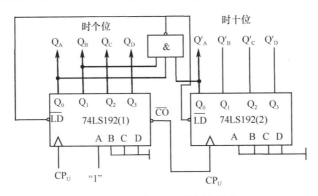

图 4-10-6 特殊 12 进制计数器

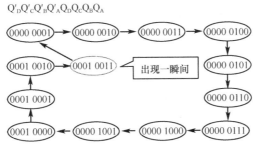

图 4-10-7 特殊 12 进制计数器的状态转换图

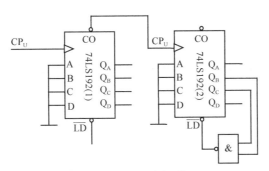

图 4-10-8 60 进制计数器

（2）测试 74LS192 或 CC40192 同步十进制可逆计数器的逻辑功能。计数脉冲由单次脉冲源提供，清除端 CR、置数端 $\overline{\text{LD}}$、数据输入端 D、C、B、A 分别接逻辑开关，输出端 Q_D、Q_C、Q_B、Q_A 接实验设备的一个译码显示输入相应插口 A、B、C、D。$\overline{\text{CO}}$ 和 $\overline{\text{BO}}$ 接逻辑电平显示插口。按表 4-10-2 逐项测试并判断该集成块的功能是否正常。

1）清除：令 CR = 1，其他输入为任意态，这时 $Q_D Q_C Q_B Q_A$= 0000，译码数字显示为 0。清除功能完成后，置 CR = 0。

2）置数：CR = 0，CP_U、CP_D 任意，数据输入端输入任意一组二进制数，令 $\overline{\text{LD}}$ =1，观察计数译码显示输出，预置功能是否完成，此后置 $\overline{\text{LD}}$ =1。

3）加计数：CR = 0，$\overline{\text{LD}}$ = CP_D = 1，CP_U 接单次脉冲源。清零后送入 10 个单次脉冲，观察译码数字显示是否按 8421 码十进制状态转换表进行，输出状态变化是否发生在 CP_U 的上升沿。

4）减计数：CR = 0，$\overline{\text{LD}}$ = CP_U = 1，CP_D 接单次脉冲源。参照步骤 3）进行实验。记录测

试结果，并给出功能说明。

（3）如图 4-10-4 所示，用两片 74LS192 组成两位十进制加法计数器，输入 1Hz 连续计数脉冲，进行由 "00" ~ "99" 累加计数，记录实验结果。

（4）按图 4-10-5 所示的电路进行实验，记录实验结果。

（5）按图 4-10-6 所示的电路进行实验，记录实验结果。

（6）设计一个数字钟移位 60 进制计数器并进行实验。

（7）拟出各实验内容所需的测试记录表格。

（8）查手册，给出并熟悉实验所用各集成块的引脚排列图。

【注意事项】

（1）实验电路连线前先用万用表 "二极管" 挡进行检测，保证连接电路的连线完好，正式连接实验线路前，必须对所用芯片进行逻辑功能的验证，以保证接入电路的芯片功能完好。

（2）将芯片插入插座，或者从插座上拔出芯片时，用力要均匀，避免用力不均导致芯片引脚弯曲变形甚至折断。

（3）实验中，必须遵循"先连线后通电，先断电后拆线"的操作原则，严禁带电操作。

【思考题】

（1）计数器对计数脉冲的频率有何要求？如何估算计数脉冲的最高频率？

（2）由 D 触发器和 JK 触发器组成的计数器的区别是什么？

（3）总结使用集成计数器的体会。

（4）写出在实验中遇到的问题、解决方法及注意事项。

（刘雅楠）

实验十一　555 定时电路及其应用

【实验目的】

（1）熟悉 555 型集成时基电路结构、工作原理及其特点。

（2）掌握 555 型集成时基电路的基本应用。

（3）学习用示波器对波形进行定量分析，测量周期、脉宽和幅值。

【实验器材】

+5V 直流电源、双踪示波器、连续脉冲源、单次脉冲源、音频信号源、数字频率计、逻辑电平显示器、555×2 片、IN4148×2 只、电位器、电阻、电容若干、扬声器。

【实验原理】

555 定时器是 1972 年美国 Signetics 公司研制的用于取代机械式定时器的中规模集成电路，因输入端设计有三个 $5k\Omega$ 的电阻而得名，其电路类型有双极型和 CMOS 型两大类。二者的结构与工作原理类似，一般用双极性工艺制作的是 555，用 CMOS 工艺制作的称为 7555。几乎所有的双极型产品型号最后的三位数码都是 555 或 556，所有的 CMOS 产品型号最后四位数码都是 7555 或 7556，二者的逻辑功能和引脚排列完全相同，易于互换。555 和 7555 是单定时器。556 和 7556 是双定时器。双极型的电源电压 $V_{CC} = 5 \sim 15V$，输出的最大电流可达 200mA，CMOS 型的电源电压为 3~18V。

1. 555 电路的工作原理　555 电路的内部电路框图如图 4-11-1（a）所示，它主要由两个高精度电压比较器 A_1、A_2，一个 RS 触发器，一个放电三极管和三个 $5k\Omega$ 电阻的分压器构成。

引脚排列如图 4-11-1（b）所示，各引脚的功能如下：

1 脚：外接电源负端 V_{SS} 或接地，一般情况下接地。

2 脚：$\overline{T}_L$ 低触发端。

3 脚：输出端 V_o。

4 脚：$\overline{R}_D$ 是直接清零端。当 $\overline{R}_D$ 端接低电平时，时基电路不工作，此时不论 $\overline{T}_L$、T_H 处于何电平，时基电路输出为 "0"，该端不用时应接高电平。

5 脚：V_C 为控制电压端。当外接一个输入电压时，即改变了比较器的基准电压，从而实现对输出的另一种控制，在不接外加电压时，通常接一个 0.01μF 的电容器接地，起滤波作用，以消除外来的干扰，确保参考电平的稳定。

6 脚：T_H 高触发端。

7 脚：放电端。该端与放电管集电极相连，用作定时器时电容的放电。

8 脚：外接电源 V_{CC}，双极型时基电路 V_{CC} 的范围是 5～16V，CMOS 型时基电路 V_{CC} 的范围为 3～18V。一般用 5V。

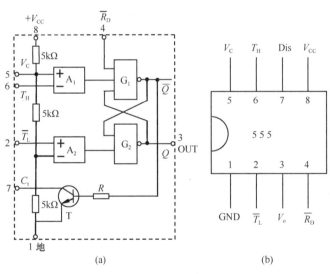

图 4-11-1　555 定时器内部框图及引脚排列

在 1 脚接地，5 脚未外接电压，两个比较器 A_1、A_2 基准电压分别为 $\frac{2}{3}V_{CC}$，$\frac{1}{3}V_{CC}$ 的情况下，555 时基电路的功能如表 4-11-1 所示。

表 4-11-1　555 定时器的功能表

输入端				输出端	
清零端 $\overline{R}_D$	高触发端 T_H	低触发端 $\overline{T}_L$	Q^{n+1}	放电管	T 功能
0	×	×	0	导通	直接清零
1	$>\frac{2}{3}V_{CC}$	$>\frac{1}{3}V_{CC}$	0	导通	置 0
1	$<\frac{2}{3}V_{CC}$	$<\frac{1}{3}V_{CC}$	1	截止	置 1
1	$<\frac{2}{3}V_{CC}$	$>\frac{1}{3}V_{CC}$	Q^n	不变	原状态

555 定时器的封装一般分为八脚圆形封装和八脚双列直插式封装，如图 4-11-2 所示。

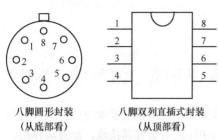

八脚圆形封装　　　　　八脚双列直插式封装
（从底部看）　　　　　（从顶部看）

图 4-11-2　定时器封装方式

2. 555 定时器的应用　集成 555 定时器是一种模拟和数字相结合的中规模集成电路，体积很小，成本低，性能可靠，使用起来方便，只要在外部配上几个适当的电阻电容，就可以构成单稳态触发器、施密特触发器及多谐振荡器等脉冲信号产生与变换电路。它在波形的产生与变换、测量与控制、定时电路、家用电器、电子玩具、电子乐器等方面有广泛的应用。

（1）构成单稳态触发器：利用单稳态触发器的特性可以实现脉冲整形等功能。如图 4-11-3（a）所示，由 555 定时器和外接定时元件 R、C 构成的单稳态触发器。触发电路由 C_1、R_1、D 构成，其中 D 为钳位二极管，稳态时 555 电路输入端处于电源电平，内部放电开关管 T 导通，输出端 F 输出低电平。

当触发脉冲 V_i 为高电平时，V_{CC} 通过 R 对 C 充电，当 $T_H = V_C \geq \frac{2}{3} V_{CC}$ 时，高触发端 T_H 有效置 0。此时，放电管导通，C 放电，$T_H = V_C = 0$。稳态为 0 状态。

当触发脉冲 V_i 下降沿到来时，低触发端 $\overline{T_L}$ 有效，置 1 状态，电路进入暂稳态。此时放电管 T 截止，V_{CC} 通过 R 对 C 充电。

当 $T_H = V_C \geq \frac{2}{3} V_{CC}$ 时，使高触发端 T_H 有效，置 0 状态，电路自动返回稳态，此时放电管 T 导通。电路返回稳态后，C 通过导通的放电管 T 放电，使电路迅速恢复到初始状态，为下个触发脉冲的到来做好准备。

单稳态触发的波形图如图 4-11-3（b）所示，暂稳态的持续时间 T_W（即为延时时间）决定于外接元件 R、C 值的大小，$T_W = 1.1 RC$。

通过改变 R、C 的大小，可使延时时间在几个微秒到几十分钟之间变化。当这种单稳态电路作为计时器时，可直接驱动小型继电器，并可以使用复位端（4 脚）接地的方法来终止暂态，重新计时。此外尚须用一个续流二极管与继电器线圈并接，以防继电器线圈反电势损坏内部功率管。

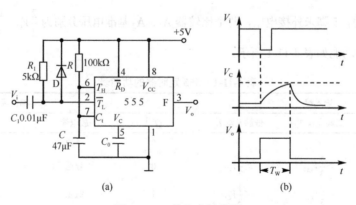

图 4-11-3　单稳态触发器

（2）构成多谐振荡器：多谐振荡器是能产生矩形波的一种自激振荡器，它没有稳态，只有两个暂稳态。在工作时，电路的状态在这两个暂稳态之间自动地交替变换，由此产生矩形波脉冲信号，常用作脉冲信号源及时序电路中的时钟信号。

如图 4-11-4（a）所示，由集成 555 定时器构成的多谐振荡器，R_1、R_2 和 C 是外接定时元件，电路中将 6 脚（高电平触发端）和 2 脚（低电平触发端）并接后接到 R_2 和 C 的连接处，将 7 脚（放电端）接到 R_1、R_2 的连接处，其波形如图 4-11-4（b）所示。

由于多谐振荡器是一种自激振荡器，在接通电源之后，不需要外加触发信号，便能自动地产生脉冲信号，因此，当接上电源时，$V_{T_H} = V_{\overline{T_L}} = V_C = 0$，工作过程分析如下：

接上电源，$V_{T_H} = V_{\overline{T_L}} = V_C = 0$，所以 $V_{T_H} = V_{\overline{T_L}} \leq \dfrac{1}{3} V_{CC}$，则 $V_o = 1$，Dis 截止，V_{CC} 经 R_1、R_2 向电容 C 充电，使 V_C 以指数规律上升，电路进入第一个暂态。

当 V_C 上升到 $V_{T_H} = V_{\overline{T_L}} = V_C \geq \dfrac{2}{3} V_{CC}$ 时，$V_o = 0$，Dis 导通，电容 C 经 R_2 和 Dis 放电，电路进入第二个暂态。

当 V_C 下降到 $V_{T_H} = V_{\overline{T_L}} = V_C \leq \dfrac{1}{3} V_{CC}$ 时，$V_o = 1$，Dis 截止，V_C 又被充电，V_C 上升，电路又恢复到第一暂态。

电容 C 通过 R_1、R_2 不断地充放电，使电路产生振荡，振荡周期计算如下：

$$T_{P_1} \approx 0.7 \left(R_1 + R_2 \right) C$$
$$T_{P_2} \approx 0.7 R_2 C$$

振荡周期为

$$T = T_{P_1} + T_{P_2} \approx 0.7 \left(R_1 + 2R_2 \right) C$$

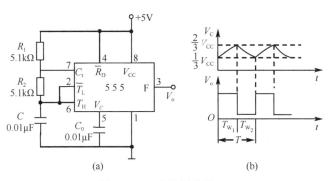

图 4-11-4 多谐振荡器

外部元件的稳定性决定了多谐振荡器的稳定性，555 定时器配以少量的元件即可获得较高精度的振荡频率和具有较强的功率输出能力，因此这种形式的多谐振荡器应用很广。

1）组成占空比可调的多谐振荡器：脉冲宽度与脉冲周期的比值称为占空比，用 q 来表示，即 $q = T_W / T$，如图 4-11-4（b）输出方波的占空比为

$$q = \frac{T_{W_1}}{T} = \frac{0.7(R_1 + R_2)C}{0.7(R_1 + 2R_2)C} = \frac{R_1 + R_2}{R_1 + 2R_2}$$

电路如图 4-11-5 所示，它比图 4-11-4 所示电路增加了一个电位和两个导引二极管。D_1、D_2 用来决定电容充、放电电流流经电阻的途径（充电时 D_1 导通，D_2 截止。放电时 D_2 导通，D_1 截止）。可见，若取 $R_A = R_B$，电路即可输出占空比为 50% 的方波信号。

2）组成占空比连续可调并能调节振荡频率的多谐振荡器。

电路如图 4-11-6 所示。对 C_1 充电时，充电电流通过 R_1，D_1，R_{w_2} 和 R_{w_1}；放电时通过 R_{w_1}，R_{w_2}，D_2，R_2。若 $R_1 = R_2$、R_{w_2} 调至中心点，因充放电时间基本相等，其占空比约为 50%，此时调节 R_{w_1} 仅改变频率，占空比不变。如 R_{w_2} 调至偏离中心点，再调节 R_{w_1}，不仅振荡频率改变，而且对占空比也有影响。R_{w_1} 不变，调节 R_{w_2}，仅改变占空比，对频率无影响。因此，当接通电源后，应首先调节 R_{w_1} 使频率至规定值，再调节 R_{w_2}，以获得需要的占空比。若频率调节的范围比较大，还可以用波段开关改变 C_1 的值。

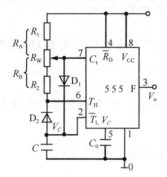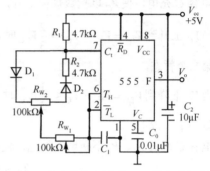

图 4-11-5　占空比可调的多谐振荡器　　　图 4-11-6　占空比与频率均可调的多谐振荡器

（3）组成施密特触发器：施密特触发器不同于单稳态触发器有一个稳定状态，施密特触发器有两个稳定状态；另外，施密特触发器的触发方式是电平触发而不是脉冲触发。

施密特触发器的输入信号增加或减少时，电路有不同的阈值电压，其电压传输特性也称回差特性。

如图 4-11-7 所示，只要将管脚 2、6 连在一起作为信号输入端，即得到施密特触发器。图 4-11-8 给出了 V_s，V_i 和 V_o 的波形图。

设被整形变换的电压为正弦波 V_s，其正半周通过二极管 D，同时加到 555 定时器的 2 管脚和 6 管脚，得 V_i 为半波整流波形。当 V_i 上升到 $\frac{2}{3}V_{CC}$ 时，V_o 从高电平翻转为低电平；当 V_i 下降到 $\frac{1}{3}V_{CC}$ 时，V_o 又从低电平翻转为高电平。电路的电压传输特性曲线如图 4-11-9 所示。

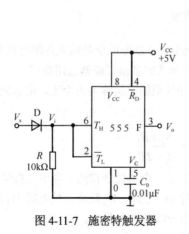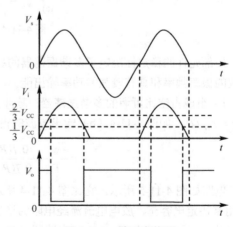

图 4-11-7　施密特触发器　　　　　　　　图 4-11-8　波形变换图

回差电压

$$\Delta V = \frac{2}{3}V_{CC} - \frac{1}{3}V_{CC} = \frac{1}{3}V_{CC}$$

【实验内容】

1. 单稳态触发器

（1）按图 4-11-3 所示连接电路，取 $R = 1000\text{k}\Omega$，$C = 47\mu\text{F}$，输入信号 V_i 由单次脉冲源提供，用双踪示波器观测 V_i，V_C，V_o 波形。测定幅度与暂稳时间。

（2）将 R 改为 $1\text{k}\Omega$，C 改为 $0.1\mu\text{F}$，输入端加 1kHz 的连续脉冲，观测波形 V_i，V_C，V_o，测定幅度及暂稳时间。

2. 多谐振荡器

（1）按图 4-11-4 所示电路进行连接，用双踪示波器观测 V_C 与 V_o 的波形，测定频率。

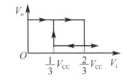

图 4-11-9　电压传输特性

（2）按图 4-11-5 所示电路进行连接，组成占空比为 50%的方波信号发生器。观测 V_C，V_o 波形，测定波形参数。

（3）按图 4-11-6 所示电路进行连接，通过调节 R_{w_1} 和 R_{w_2} 来观测输出波形。

3. 施密特触发器　按图 4-11-7 接线，输入信号由音频信号源提供，将 V_s 的频率调为 1kHz，接通电源，逐渐加大 V_s 的幅度，观测输出波形，测绘电压传输特性，算出回差电压 ΔV。

4. "叮咚"门铃电路　按图 4-11-10 接线，组成多谐振荡器，按下按钮 SB，振荡器振荡，扬声器发出"叮"的声音，放开按钮 SB 时，振荡频率变小，扬声器发出"咚"的声音。调整 R_2，R_3，C_2 的数值可以校准"叮"声（频率约为 700Hz），调整 R_1 的数值可以校准"咚"声（频率约为 500Hz）。

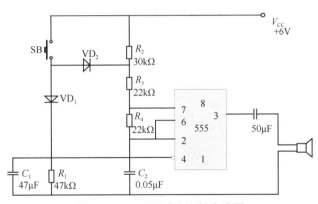

图 4-11-10　"叮咚"门铃电路图

【注意事项】

（1）连线电路前先用万用表"二极管"挡进行检测，保证连接电路的连线完好，正式连接实验电路前，必须对所用芯片进行逻辑功能的验证，保证接入电路的芯片功能完好。

（2）将芯片插入插座，或者从插座上拔出芯片时，用力要均匀，避免用力不均导致芯片引脚弯曲变形甚至折断。

（3）实验中，必须遵循"先连线后通电，先断电后拆线"的操作原则，严禁带电操作。

（4）使用示波器测量所有波形时，要正确选择示波器的 AC、DC 输入方式，以便正确描绘出波形。

（5）所有需绘制的波形图均要按时间坐标对应绘制，并且在图中标明波形的周期、脉宽及幅值。

【思考题】

（1）怎样检验555定时器正常工作状态？

（2）555定时器构成的单稳态触发器的脉冲宽度和周期由什么决定？R与C的取值应该怎样分配？为什么？

（3）555定时器构成多谐振荡器时，其振荡周期和占空比的改变与哪些因素有关？

（4）使用555定时器时，4脚与5脚一般处理方法是什么？

（刘雅楠）

第五章　创新性物理实验

实验一　液体表面张力系数随杂质浓度变化的研究

液体的表面张力系数是表征液体性质的一个重要参数。测量液体的表面张力系数有多种方法，拉脱法是测量液体表面张力系数常用的方法之一。该方法的特点是，用称量仪器直接测量液体的表面张力，测量方法直观，概念清楚。用拉脱法测量液体表面张力，对测量力的仪器要求较高，由于用拉脱法测量液体表面的张力在 $1×10^{-3}～1×10^{-2}$ N，所以需要有一种量程范围较小，灵敏度高且稳定性好的测量力的仪器。新发展的硅压阻式力敏传感器张力测定仪正好能满足测量液体表面张力的需要，它比传统的焦利秤、扭秤等灵敏度高，稳定性好，且可数字信号显示，利于计算机实时测量，为了能对各类液体的表面张力系数的不同有深刻的理解，在对水进行测量以后，再对不同浓度的白糖溶液进行测量，这样可以明显观察到表面张力系数随液体浓度的变化而变化的现象，从而对这个概念加深理解。

【供选择的研究课题】

液体表面张力随杂质浓度变化的规律。

【供选择的仪器】

液体表面张力系数测定仪、白糖、　温度计等。

【设计要求】

（1）复习用硅压阻式力敏传感器测量液体表面张力系数的原理及方法。

（2）提出设计性实验的目的以及实施实验的理论依据（实验原理、测量公式），画好实验原理图、拟好实验实施计划和操作步骤。

（3）设计好实验的数据记录表格。

（4）对实验的结果做出结论。

【参考文献】

辛旭平. 2005. 一级物理实验. 北京：科学出版社

杨韧. 2005. 大学物理实验. 北京：北京理工大学出版社

（张立平）

实验二　人体电特性（电阻抗、电压、电流）研究

人体组织的电阻抗是人体组织新陈代谢的一个重要生理指标，是反映人体组织、器官、细胞或整个机体电学性质的物理量之一。人体阻抗技术是通过组织和器官的电特性（阻抗、导纳和介电常数等）变化来提取与人体生理、病理状况相关的生物医学信息的一种无损伤检测技术。该技术方法具有无创、安全、无毒无害、操作简单、费用低廉和信息丰富等特点，是医生和病人都易于接受的一种技术，具有广泛的应用前景。

【供参阅的资料】

为了无创伤测量生物组织的阻抗，可采用如图 5-2-1 的电路来实现。

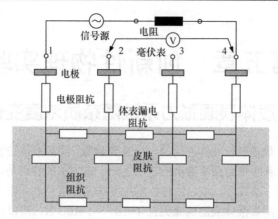

图 5-2-1　多电极人体阻抗和皮肤阻抗测量的等效电路

为使测量准确、可靠，在测量方法上应注意以下几方面：

（1）不可忽略电极的阻抗。在实际测量时，电极通常通过导电膏与人体体表皮肤接触，所以应把包括电极阻抗在内的总阻抗作为被测生物组织的阻抗。

（2）要考虑电极阻抗与生物组织的特殊性。金属电极与导电膏接触时存在一定阻抗。在电极和导电膏电解液的界面上产生极化反应，形成电偶层，其作用等效于一个电容，再加上电解液自身的导电性，所以电极阻抗可等效成电容和电阻的串并联，是复阻抗。电极阻抗随频率降低而增大，在低频电流通过时，呈现高阻抗。显然，在测量中如果不减去电极阻抗，就无法得到生物组织或皮肤的真正阻抗。

（3）不能将生物组织作为纯电阻性物质，否则难以区别皮肤和肢体的阻抗。生物组织由细胞和细胞间质组成。细胞间质是电解液，导电时呈纯电阻性；细胞膜为电介质，其膜内细胞质也是电解液，细胞膜内外两侧的电解液就构成一个等效电容，导电时阻抗呈容性，所以生物组织阻抗是复阻抗。这样，无论是电极阻抗还是生物组织阻抗均可表示为

$$Z = R_i + iX \tag{5-2-1}$$

【供选择的研究课题】

（1）人体阻抗特性测试。

（2）皮肤电位特性测试。

【供选择的仪器】

皮肤电极、示波器、信号发生器、晶体管毫伏表或数字万用电表、导电电极、标准电阻、电容、放大器、直流电源。

【设计要求】

（1）给出测量人体皮肤的直流阻抗测试电路、方法和步骤。

（2）给出测量人体皮肤的交流阻抗测试电路、方法和步骤。

（3）给出人体皮肤表面电位分布测量的电路和测量方法（注意克服外界干扰电场）。

【参考文献】

陈亚明，朱代谟，马凤宝，等. 1994. 人体组织阻抗的无创伤测量. 中国医学物理学杂志，11（2）：58～61

邓玲. 2007. 医学物理实验教程. 重庆：西南师范大学出版社

张淑丽，夏力丁. 2004. 医学物理学实验教程. 北京：人民军医出版社

（张立平）

实验三 多用电表的设计与组装

多用电表是最常用的一种仪表，它的结构和原理涉及多方面的物理学知识。设计组装多用电表能够培养学生多种能力并提高综合素质。电表的精确度主要决定于微安表，微安表只能测量很小的电流和电压，而电表在实际使用中都是测量较大的电流和电压，因此，直流电流表和直流电压表都是由微安表改装而成的。若在电表中配以整流电路，还可以改装为交流电流表和交流电压表。掌握将微安表改装成所需电流表和电压表的原理、方法和技术对学生综合能力的提高和电学知识的灵活运用很有帮助。

【供选择的研究课题】

（1）测量微安表头内阻和满度电流。

（2）将表头改装成一只量程为 0～1mA，0～5mA 两挡的电流表并进行进校准。

（3）将表头改装成一只 1kΩ/V，量程为 0～2～5V 两挡的电压表并进行校准。

（4）设计一个 $\varepsilon = 1.5V$、$R_{中} = 1200\Omega$ 的欧姆表，用校准后的欧姆表测一个未知电阻。

【供选择的仪器】

微安表头、电阻箱、数字万用表、电流表（0.5 级、0～10mA）、电压表（0.5 级、0～5V）、直流稳压电源、干电池、滑线变阻器、电位器、波段开关、色环电阻、电烙铁、开关、导线若干。

【设计要求】

（1）实验前要求阅读相关文献，掌握实验原理，绘出设计电路图。

（2）列出所用的电路参数，确定所需的电路元件。

（3）表头内阻可用半偏法和替代法进行测量。

（4）将表头改装成一只量程为 0～1mA 的电流表，用数字万用表选择五个等分点，并给出该表的准确度等级。

（5）在 0～1mA 电流表的基础上，设计组装电流表和电压表，并用数字万用表对满程点进行校准。

（6）在 0～1mA 电流表的基础上设计组装欧姆表，并对中值电阻和 0 欧姆刻度进行校准。

【参考文献】

甘平. 2008. 医学物理学实验. 北京：科学出版社

刘彬生. 2002. 组装和研究多用电表（上）. 教学仪器与实验，18（10）：7～9

刘彬生. 2002. 组装和研究多用电表（中）. 教学仪器与实验，18（11）：7～8

刘彬生. 2002. 组装和研究多用电表（下）. 教学仪器与实验，18（12）：3～5

（薛俭雷）

实验四 用分光计测量人组织液的声阻抗

声阻抗是用来描述介质传播声波能力的物理量。在入射声波强度、频率相同的条件下，人体不同组织、器官的声阻抗是不同的。同时，声波从人体反射和透射后的强度也会发生变化。例如，癌变组织对超声波的吸收较大，炎变组织次之，正常组织最小。这也正是超声波在临床医学成像应用中的基础。

【实验原理】

1. 分光计的使用 分光计的使用见本实验教程的有关部分。光源可用钠光灯或汞灯。调好分光计后，将声光衍射仪的液槽放在分光计的载物台上，当液槽内的液体受超声振荡激励而形成驻波时，就相当于一个光栅放在载物台上。此时，如果测出各级光谱线的衍射角，就可以测出声速。

根据夫琅禾费光栅衍射的条件

$$d\sin\theta_k = \pm k\lambda \quad (k=0,1,2,\cdots) \tag{5-4-1}$$

可知，只要知道入射光波长 λ，测出第 k 级衍射条纹的衍射角 θ_k，便可将液体光栅的光栅常数 d 计算出来，而超声振荡频率 f 可以从声光衍射仪（实际是电信号发生器）上直接读出，所以 $v=df$。同样可以计算出液体的声阻抗为

$$Z = \rho v \tag{5-4-2}$$

式（5-4-2）中，ρ 为介质的密度，v 为声波的传播速度。

2. 声光衍射仪的原理　本实验中采用压电材料的逆压电效应产生超声波并在槽中产生超声驻波场，形成超声波声光栅。压电材料在这里起电声换能器的作用，在交变电场作用下产生超声振动。当交变电压的频率达到换能器的固有频率时，由于共振，此时振幅达到极大值。实验装置如图 5-4-1 所示。

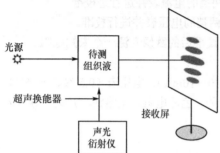

图 5-4-1　声光衍射装置图

当一束平行光垂直入射到超声光栅上（光的传播方向在光栅的栅面内）时，出射光即为衍射光，如图 5-4-1 所示。式（5-4-3）中 k 为衍射级次数，θ_k 为第 k 级衍射光的衍射角，可以证明，与常规的光栅一样，形成各级衍射的条件是

$$\sin\theta_k = \frac{\pm k\lambda}{d} \quad (k=0,1,2,\cdots) \tag{5-4-3}$$

式中，λ 为入射光的波长；d 为超声波的波长（即超声光栅常数）。

【供选择的研究课题】

用分光计测量人组织液的声阻抗。

【供选择的仪器】

分光计、声光衍射仪等。

【设计要求】

（1）给出设计方案及主要测量参数。

（2）提出自行设计方案中人组织液测试样品选择、配置以及所需试剂用量预算，设计测量数据记录表格。

【参考文献】

邓玲. 2009. 医学物理学实验教程. 北京：人民卫生出版社

甘平. 2008. 医学物理学实验. 北京：科学出版社

（张立平）

实验五　汞光谱的色散研究

复色光分解为单色光而形成的光谱现象叫做光的色散。色散可以利用分光计和三棱镜作为

"色散系统"的仪器来实现。复色光进入三棱镜后，由于它对各种频率的光具有不同的折射率，各种色光的传播方向有不同程度的偏折，所以在离开棱镜时就各自分散，形成光谱。本实验是利用分光计和三棱镜将汞光分散形成光谱，通过测量三棱镜的折射率，来研究汞光谱的色散现象。

【供选择的研究课题】

通过用最小偏向角的方法测量几种光谱线对玻璃的折射率，研究色散现象。

【供选择的仪器】

分光计、平行平板玻璃、三棱镜、汞灯等。

【设计要求】

（1）提出设计性实验的目的以及实施实验的理论依据（叙述实验的原理，导出测量的公式，拟好实验计划和操作的步骤，画好实验的光路图）。

（2）设计好实验的数据记录表格。

（3）用作图法描绘特定玻璃对不同波长的光所产生的色散。

（4）对实验的结果结出结论。

【参考文献】

李学慧. 2005. 大学物理实验. 北京：高等教育出版社

（张立平）

实验六　用超声诊断仪测量物体的缺损

超声波对材料中的宏观缺陷进行检测的依据是超声波在材料中传播的一些特性，例如，声波在通过材料时会有损失，在遇到两种材料的分界面时会产生反射等，在超声探伤中常用的频率为 0.5～5MHz。这种机械波在材料中能以一定的速度和方向传播，遇到声阻抗不同的异质界面就会产生反射。最常用的是脉冲回波，脉冲振荡器发出的电压加在探头上，探头发出的超声波脉冲通过声耦合介质进入材料并传播，遇到缺陷后，部分反射能量沿原途径返回探头，探头又将其转变为电脉冲，经仪器放大而显示在示波管的荧光屏上。根据缺陷反射波在荧光屏上的位置和幅度，即可测定缺陷的位置和大致尺寸。这种方法在工业、农业及医学领域都有广泛的应用。

【供选择的研究课题】

用超声诊断仪测量物体内部缺损的数量、位置及大小。

【供选择的仪器】

超声诊断仪、内部有缺陷样品、有规则金属厚板、水槽等。

【设计要求】

（1）阅读相应的参考文献，掌握实验原理。

（2）详细阅读超声诊断仪的使用说明书，掌握超声诊断仪的正确使用方法。

（3）用脉冲回波探伤法测量样品内部缺陷的数量、位置和大致尺寸，画出试样内部缺陷分布图。

（4）用脉冲回波探伤法探测样品厚度，再用其他方法测同一样品的厚度，将两种方法测量所得结果进行比较。

（5）讨论超声检测的优点与局限性。

【注意事项】

（1）用脉冲回波探伤法测量样品内部缺陷的位置和大致尺寸时，应多次进行测量，减少测量误差。

（2）对同一样品，须在几个不同部位探测其厚度，各重复三次，提高测量准确度。

（3）要求待检样品表面有一定的光洁度，并需有耦合剂充满探头和待检样品表面之间的空隙，以保证充分的声耦合。

【参考文献】

陈积懋. 2000. 声学综合无损检测技术. 中国工程科学，2（4）：64～69

冀敏，陆申龙. 2009. 医学物理学实验. 北京：人民卫生出版社

罗雄彪，陈铁群. 2004. 超声无损检测的发展趋势. 无损探伤，28（3）：1～5

晓红，杨峰，仇立波. 2007. 超声无损探伤技术在食品生产设备中的应用研究. 食品科学，28（5）：366～368

谢行恕，摩士秀，霍剑青. 2001. 大学物理实验（第二册）. 北京：高等教育出版社

（薛俭雷）

实验七　生物医学信号处理研究

生物医学信号处理是将生物医学与工程技术的原理、方法紧密结合的前沿交叉性学科。其理论和技术发展得十分迅速，在医学基础研究、临床诊断与治疗等方面得到广泛应用。生物医学信号具有两大特点：一是随机性，二是强背景噪声。随机性是指影响生物医学信号的因素，它们所遵从的规律尚未被我们完全认识清楚，因而生物医学信号一般无法用确定的数学函数来描述，它的规律主要从大量的实验、统计结果中表现出来；强背景噪声是指淹没所要研究的有用信号或提取的有用信号时的干扰和无用信号。

在生物医学信号处理中，要特别注意对相关生物学、医学、电子学等学科的基本概念、理论、方法和技能的掌握，在此基础上，将生物医学信号处理的理论和实际应用很好地结合起来。虚拟仪器技术使用数据采集卡，通过 LabVIEW 或 MATLAB 等软件的编写就可以实现对多种信号的检测和处理，在医学信号检测领域具有广阔的应用前景。本实验主要向学生介绍虚拟仪器和 MATLAB 软件的应用，使学生学会运用这一系统实现对多种信号的检测。

【供选择的研究课题】

（1）离散时间系统基本概念的 MATLAB 仿真。

（2）心电信号等生理信号的采集和存储。

（3）心电信号的处理（MATLAB 语言实现）。

（4）生理信号加入白噪声、高斯噪声等噪声信号。

【供选择的仪器】

高性能计算机、生物医学信号处理软件（LabVIEW 或 MATLAB 软件）、A/D 输入设备、各种传感器等。

【设计要求】

（1）选择生物学对象，并进行生物医学信号处理的可行性分析。

（2）提出设计方案（含所使用的传感器类型、信号处理软件等）、主要处理方法及测量参数。

（3）给出实验的具体步骤，测量数据并记录于表格中。

【参考文献】

聂能，尧德中，谢正祥，等. 2005. 生物医学信号数字处理技术及应用. 北京：科学出版社

张丙才，刘琳，高广峰，等. 2007. 基于 LabVIEW 的数据采集与信号处理. 仪表技术与传感器，12：74～75

周胜，杨军. 2007. 全数字 B 超的信号处理. 国家生物医学工程杂志，30（6）：356～360

（张立平）

第六章 模拟与仿真物理实验

实验一 刚体转动惯量的测量

【实验目的】

（1）掌握用实验方法验证刚体转动定律，并求其转动惯量。

（2）了解刚体的转动惯量与质量分布的关系。

（3）掌握刚体转动惯量的测量仿真实验的操作步骤，并独立完成仿真实验。

【实验器材】

真实实验所需实验器材有刚体转动仪（包括塔轮、对称形的细长伸杆、圆柱形配重物、底座调节螺钉、转向定滑轮、起始点标志、滑轮高度调节螺钉等部分、滑轮），秒表，砝码。仿真实验的实验器材有装有计算机仿真物理实验系统的计算机。

【实验原理】

根据刚体的转动定律有

$$M = I\beta \tag{6-1-1}$$

即在外力矩的作用下，具有确定转轴的刚体，将获得角加速度 β，其值与刚体的转动惯量成反比，与外力矩成正比。

几何形状简单、质量连续且均匀分布的刚体，可以用积分的方法计算出它们的转动惯量。对于任意刚体的转动惯量，通常是通过实验的方法测定出来的。图 6-1-1 所示为测量刚体转动惯量的装置，待测刚体由塔轮、伸杆及杆上的配重物组成。在砝码的拖动下刚体将绕竖直轴转动。

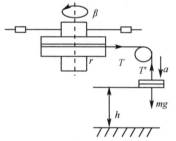

图 6-1-1 测量刚体转动惯量的装置

设细线不可伸长，砝码受到重力和细线的张力作用，从静止开始以加速度 a 下落，其运动方程为

$$mg - T' = ma \tag{6-1-2}$$

在 t 时间内下落的高度为

$$h = at^2 / 2 \tag{6-1-3}$$

刚体受到张力的力矩为 T_r 和轴摩擦力力矩 M_f。由转动定律可得到刚体的转动运动方程

$$T_r - M_f = I\beta \tag{6-1-4}$$

绳与塔轮间无相对滑动时有 $a = r\beta$，上述四个方程得到

$$m(g-a)r - M_f = 2hI / rt^2 \tag{6-1-5}$$

M_f 与张力矩相比可以忽略，砝码质量 m 比刚体的质量小得多时有 $a \ll g$，所以可得到近似表达式

$$mgr = 2hI / rt^2 \tag{6-1-6}$$

式中，r，h，t 可直接测量到，m 是试验中任意选定的，因此可根据式（6-1-6）用实验的方法求得转动惯量 I。

从式（6-1-6）出发，考虑用以下两种方法验证转动定律，求转动惯量。

（1）作 m - $1/t^2$ 图法：伸杆上配重物位置不变，即选定一个刚体，取固定力臂 r 和砝码下落高度 h，可得到

$$M = K_1 / t \tag{6-1-7}$$

式中， $K_1 = 2hI / rt^2$ 为常量。上式表明：所用砝码的质量与下落时间 t 的平方成反比。实验中选用一系列的砝码质量，可测得一组 m 与 $1/t^2$ 的数据，将其在直角坐标系上作图，若所作的图是直线，便验证了转动定律。从 m - $1/t^2$ 图中测得斜率 K_1，并用已知的 h，r，g 值，求得刚体的转动惯量 I。

（2）作 r - $1/t$ 图法：配重物的位置不变，即选定一个刚体，取砝码 m 和下落高度 h 为固定值，可得到

$$r = K_2 / t \tag{6-1-8}$$

式中， $K_2 = \left(2hI / mg\right)^{\frac{1}{2}}$ 是常量。上式表明 r 与 $1/t$ 成正比关系。实验中换用不同的塔轮半径 r，测得同一质量的砝码下落时间 t，用所得的一组数据作 r - $1/t$ 图，若所作图是直线，便验证了转动定律。从 r - $1/t$ 图上测得斜率，并用已知的 m，h，g 值，求出刚体的转动惯量 I。

【实验内容】

1. 调节实验装置　调节滑轮高度，使拉线与塔轮轴垂直，并与滑轮面共面。选定砝码下落起点到地面的高度 h，并保持不变。

2. 观察刚体质量分布对转动惯量的影响　取塔轮半径为 3.00cm，砝码质量为 20g，保持高度 h 不变，将配重物逐次取三种不同的位置，分别测量砝码下落的时间，分析下落时间与转动惯量的关系。

3. 测量质量与下落时间关系　用游标卡尺测量塔轮半径，用钢尺测量高度，砝码质量按已给定数为每个 5.0g；用秒表记录下落时间；将两个配重物放在横杆上固定位置，选用塔轮半径为某一固定值；将拉线平行缠绕在轮上；逐次选用不同质量的砝码，用秒表分别测量砝码从静止状态开始下落到达地面的时间；对每种质量的砝码，测量三次下落时间，取平均值；砝码质量从 5.0g 开始，每次增加 5g，直到 35.0g 止；用所测数据作图，从图中求出直线的斜率，从而计算转动惯量。

4. 测量半径与下落时间关系　将两个配重物选在横杆上固定位置，用固定质量砝码施力，逐次选用不同的塔轮半径，测砝码落地所用时间。对每一塔轮半径，测三次砝码落地时间，取其平均值。注意，在更换半径时要相应地调节滑轮高度，并使绕过滑轮的拉线与塔轮平面共面。由测得的数据作图，从图上求出斜率，并计算转动惯量。

【仿真实验操作指导】

（1）运行 zdgl.exe，进入本实验主窗口，如图 6-1-2 所示。

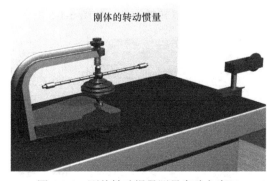

图 6-1-2　刚体转动惯量测量实验主窗口

（2）在主界面上单击鼠标右键，在弹出菜单中选择[开始实验]，进入如图 6-1-3 所示的界面（界面1）。

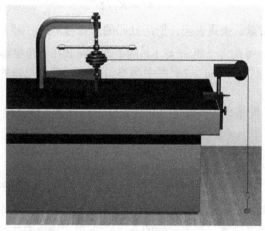

图 6-1-3　界面 1

（3）在界面 1 的弹出菜单中选择[调节实验装置]，进入如图 6-1-4 所示界面（界面 2）。

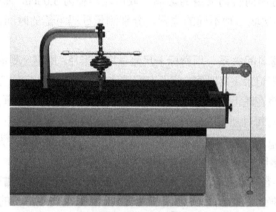

图 6-1-4　界面 2

（4）当鼠标置于可调节的旋钮上方时鼠标变为手形。双击刚体转动仪底座下方的旋钮，会弹出底座放大窗口和底座调节窗口，在底座调节窗口的旋钮上点击鼠标左、右键，可以调整底座水平。在底座放大窗口上单击右键可以转换视角，如图 6-1-5 所示。

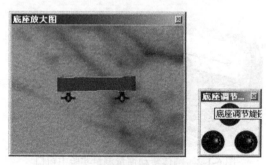

图 6-1-5　底座放大窗口和底座调节窗口

（5）双击滑轮支架上的旋钮，会弹出滑轮高度调节窗口，在滑轮高度调节窗口的旋钮上点击鼠标左、右键，可以调整滑轮高度。调节好后点击界面 2 左上方的[退出]按钮返回界面 1，在界面 1 的弹出菜单中选择[实验测量]，进入如图 6-1-6 所示的界面（界面 3）。

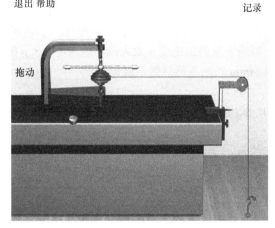

图 6-1-6　界面 3

（6）双击塔轮进入塔轮放大窗口（双击塔轮不同环进行塔轮半径的调节），如图 6-1-7 所示。

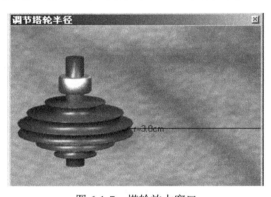

图 6-1-7　塔轮放大窗口

（7）单击右键弹出实验菜单，共有三种实验状态及初始调节状态，逐一进行实验。实验时按下[拖动]按钮可拉起重物，松开[拖动]按钮重物下落并开始计时，如图 6-1-8 所示。

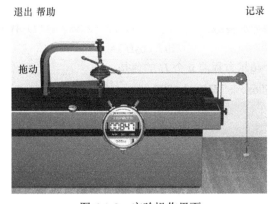

图 6-1-8　实验操作界面

（8）单击右上方的[记录]按钮弹出实验报告窗口，内有已测得的合法数据。单击左边的不同按钮可进行删除、计算、绘图、退出操作。

【注意事项】

（1）仪器没有调节好，此时右键菜单中的[实验测量]选项不能选择。

（2）刚体转动仪调平时旋钮转动，但是调节窗口中画面不变，此时右键点击调节窗口，更换视角。

（3）砝码质量太大，以致下落的加速度 a 太大，不能满足 $a \ll g$ 的条件。

（4）若重物高度不是90mm，则下落时间不被记录。

【思考题】

（1）对于相同材料的，长度和截面积都相等的圆截面试样和方截面试样，哪一种共振频率更高？

（2）在实验数据所作的 $m - 1/t^2$ 图中，如何解释在 m 轴上存在截距？

（3）定性分析实验中的随机误差和可能的系统误差。

（王　洁）

实验二　动态法测杨氏模量

【实验目的】

（1）了解动态法测杨氏模量的原理。

（2）了解动态法测杨氏模量的真实实验的内容。

（3）掌握动态法测杨氏模量的仿真实验的操作步骤，并独立完成仿真实验。

【实验器材】

真实实验所需实验器材有悬挂式测定装置、加温炉、变温装置、支撑式测定支架、功率函数信号发生器、示波器、均匀试样、卡尺、螺旋测微器。仿真实验器材有装有计算机仿真物理实验系统的计算机。

【实验原理】

当一长杆做微小横振动时可建立如下的弯曲振动方程：

$$U_n - E \cdot \frac{I}{\rho} \cdot U_{XXX} = 0 \tag{6-2-1}$$

其中，E 为杨氏模量；ρ 为密度；I 为转动惯量。对两端自由的杆，其边界条件为

$$U_{XX}|_{x=0} = 0, \qquad U_{XXX}|_{x=0} = 0 \tag{6-2-2}$$

将这个边界条件及用分离变数的试探解 $U(x, t) = X(x) T(t)$ 代入弯曲振动方程得到

$$chH \cos H = 1 \tag{6-2-3}$$

经数值计算可以得到这个超越方程前 n 个 H 的值是

$$H_1 = 1.506\pi, \quad H_2 = 2.4997\pi, \quad H_n = (n+1/2)\pi, \quad n > 2 \tag{6-2-4}$$

因振动频率

$$\omega = H_n^2 [EI / \rho] / l \tag{6-2-5}$$

若取基频 $H_1 = 1.506\pi$，可推导出

$$E = f^3 l^3 m / 3.56^3 I \tag{6-2-6}$$

将圆棒的转动惯量代入，可得到直径为 d 的圆棒的杨氏模量为

$$E(圆) = 1.6067\frac{l^3 m}{d^4}f^3 \tag{6-2-7}$$

同理可得到宽度为 b，厚度为 h 的矩形棒的杨氏模量为

$$E(矩) = 0.9464\frac{l^3 m}{h^3 b}f^2 \tag{6-2-8}$$

式中，尺寸以 m，质量以 kg，频率以 Hz 为单位。计算出杨氏模量 E 的单位为 Pa（N/m²）。

从理论推导中可知，杆的横振动节点与振动级次有关，第 1,3,5,⋯数值的 H_n 值对应于对称形振动，第 2,4,6,⋯对应于反对称形振动。最低级次的对称振动波形如图 6-2-1 所示。

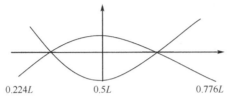

图 6-2-1　两端自由杆基频弯曲振动波形

基频振动的理论节点位置为 $0.224L$（另一端为 $0.776L$）。理论上吊扎点应在节点，但节点处试样激发接收均困难，为此可在试样节点和端点之间选不同点吊扎，用外推法找出节点的共振频率。不作修正此项系统误差一般不大于 0.2%。

式（6-2-7）中要求 $d \ll l$，否则要对结果进行修正，E（修正）$=KE$（未修正），当材料的泊松比为 0.25 时，K 值如表 6-2-1 所示。

表 6-2-1　修正系数 K 值

径长比 d/l	0.02	0.04	0.06	0.08	0.10
修正系数 K	1.002	1.008	1.019	1.033	1.051

【实验内容】

1. 实验前准备　真实实验中，我们需要做试样几何尺寸及质量测量：试样为矩形、圆筒状（均匀试样）、正方、金属或非金属均可。用卡尺测量清洗后试样的长度，连测三次取平均值。再将试样沿直径方向 6 或 10 等分，用螺旋测微器测出直径的平均值，用物理天平测定质量。

仿真实验中操作窗口的右上角会显示正在使用的试样的数据，然后需要用这些数据估算试样的共振频率所在范围。实验中的试样都是金属，它们的杨氏模量值大约在 200GPa 附近。我们很容易将这个共振点漏过，所以应该缩小寻找范围。

2. 测量材料在不同温度下的杨氏模量　用悬挂式测定支架来测量变温条件下的杨氏模量，按照图 6-2-2 所示将信号发生器和示波器接好。图中，1 是函数信号发生器，本身带五位数字显示频率计。它发出的声频信号经换能器 2 转换为机械振动信号，该振动通过悬丝 3 传入试棒引起试棒 4 振动，试棒的振动情况通过悬丝 3′，传到接收换能器 5 转变为电信号进入示波器显示。调节函数信号发生器 1 的输出频率，如试样共振则能在示波器上看到最大值，此频率即试棒的共振频率。测定不同温度下的杨氏模量，需将试样置于变温装置 8 内，炉温由温控器 9 控制调节。

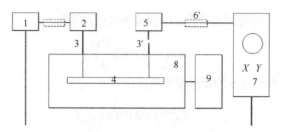

图 6-2-2　各实验仪器之间的连接关系

在多个（数量根据当时要求）不同温度下，记录寻找到的共振点频率，计算出试样材料在该温度下的杨氏模量，作出温度–杨氏模量的变化曲线。

3. 测量材料在常温下的杨氏模量　用到支撑式测定支架测量常温下杨氏模量，按照图 6-2-2 所示将信号发生器和示波器接好。不同的是常温下杨氏模量的测量不使用悬丝，而是将试样直接置于支撑式的换能器 2 和 5 上。记录寻找到的共振点频率，计算出它的杨氏模量。

【仿真实验操作指导】

1. 预备工作

（1）双击应用程序图标进入主界面，如图 6-2-3 所示。

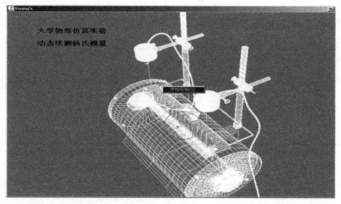

图 6-2-3　主界面

（2）选择鼠标右键菜单的"开始实验（S）"，进入操作界面（图 6-2-4）。鼠标点击各个仪器对应的区域（1～4）可以打开各个仪器的窗口。

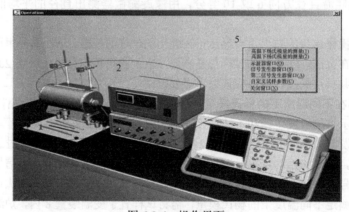

图 6-2-4　操作界面

区域 1. 常温下杨氏模量的测量；区域 2. 高温（变温条件）下杨氏模量的测量；区域 3. 信号发生器窗口；区域 4. 示波器窗口；区域 5. 说明

2. 高温（变温条件）下杨氏模量的测量

（1）在操作界面上鼠标左键点击图 6-2-4 区域 2 位置，或者从右键菜单中选择"高温下杨氏模量的测量（2）"，结果如图 6-2-5 所示。

（2）选择试样，图 6-2-5 所示 1 位置，有 4 个试样（金属棒）供选择，鼠标移到试样上后将变为手形，点击鼠标选择待测试样放上换能器，如图 6-2-6 所示。选择完试样后将试样右上角显示的长度、直径和重量物理参数记录下来（黑色金属棒试样的物理参数是可以由用户自行设定的，需要在黑色试样上点鼠标右键，或者从右键菜单中选择："自定义试样参数（C）"）。

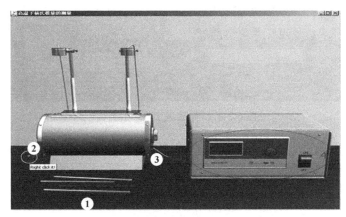

图 6-2-5 高温下杨氏模量的测量操作界面

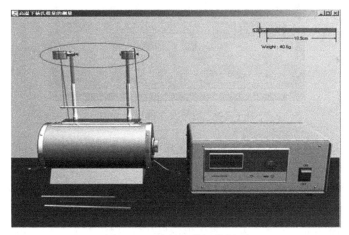

图 6-2-6 选择试样操作界面

（3）连接换能器和信号发生器、示波器。将鼠标移到图 6-2-5 中的 2 和 3 位置即左右换能器的接线头上，这时接线头位置出现一个圆圈，在圆圈内点鼠标右键将看到图 6-2-7 中的 4 个选项（左右两端是一样的）。

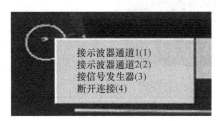

图 6-2-7 连接换能器和信号发生器、示波器

（4）将试样放进加热炉。试样放上后，点击换能器头的位置，将换能器放下，试样就进入了加热炉，如图 6-2-8 所示。

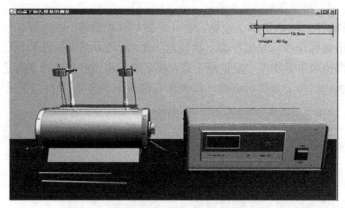

图 6-2-8 试样放进加热炉后界面

（5）打开信号发生器，在主操作界面上的右键菜单中选择："信号发生器窗口（S）"，出现如图 6-2-9 所示的窗口。

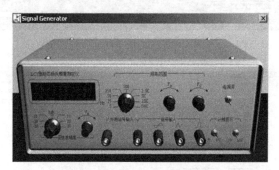

图 6-2-9 信号发生器操作界面

（6）打开示波器，在主操作界面上的右键菜单中选择："示波器窗口（O）"，出现如图 6-2-10 所示的窗口。

用示波器分析激发换能器和接收换能器上的电信号。通常的做法是将两个信号分别输入示波器两个通道，合成李萨如图形进行观察。同时要调整信号发生器的激发信号频率，寻找接收信号振幅最大时的激发信号频率。这个频率很接近共振频率，结合获得的试样物理参数，就可以计算出当前试样材料的杨氏模量（高温（变温条件）下：50～800℃）。

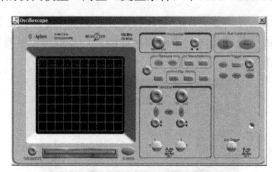

图 6-2-10 示波器操作界面

（7）用热电偶温控器控制加热炉的温度。材料的杨氏模量随温度的改变而改变，对外的表现就是共振频率的改变。要测某种材料在高温（变温条件）下的杨氏模量就需要在一组不同的温度下获得它的共振频率。

3. 常温下杨氏模量的测量

（1）打开主操作界面，在操作界面上鼠标左键点击图 6-2-4 区域 1 位置，或者从右键菜单中选择"常温下杨氏模量的测量（1）"。

（2）选择试样，图 6-2-11 位置，有四个试样（金属棒）供选择，鼠标移到试样上后将变为手形，点击鼠标选择待测试样放上换能器。选择完试样后将试样右上角显示的物理参数：长度、直径和质量记录下来（黑色金属棒试样的物理参数是可以由用户自行设定的，需要在黑色试样上点鼠标右键，或者从右键菜单中选择："自定义试样参数（C）"）。

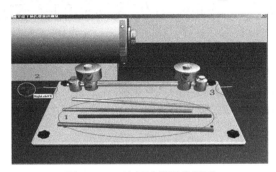

图 6-2-11　选择试样操作界面

（3）连接换能器和信号发生器、示波器。将鼠标移到图 6-2-11 中 2 和 3 位置的左右换能器的接线头上，会在接线头位置出现一个圆圈，在圆圈内点鼠标右键将看到图 6-2-12 所示的四个选项（左右两端是一样的）。左右两个换能器都可以用作激发和接收，可以任选一端作为激发（连接信号发生器）；示波器的通道 1、2 也是对等的，任取其一连在激发端，另一端连接收端。如果选择了"断开连接（4）"，那么这一端上的所有已建立的连接都将断开（不影响另一端）。

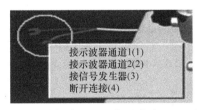

图 6-2-12　连接换能器和信号发生器、示波器

（4）打开信号发生器，在主操作界面上的右键菜单中选择："信号发生器窗口（S）"。

（5）打开示波器，在主操作界面上的右键菜单中选择："示波器窗口（O）"。用示波器分析激发换能器和接收换能器上的电信号。通常的做法是将两个信号分别输入示波器两个通道，合成李萨如图形进行观察。同时要调整信号发生器的激发信号频率，寻找接收信号振幅最大时的激发信号频率。这个频率很接近共振频率，结合获得的试样物理参数，就可以计算出当前试样材料的杨氏模量（常温下：20℃）。

【注意事项】

（1）示波器和信号发生器在使用之前必须先打开电源；在实验中再一次打开示波器和信号发生器时，它们处于上一次关闭窗口时的状态。

（2）根据材料的外形和材料杨氏模量的大概值，在测量开始前要先估算共振发生的频率范围，常温情况下一般金属材料杨氏模量都在 200GPa 左右。

（3）由于温度变化会使杨氏模量发生变化，在变温条件下测量某个温度下杨氏模量必须先让温度稳定下来，而不是在变化中。

【思考题】

（1）对于相同材料的，长度和截面积都相等的圆截面试样和方截面试样，哪一种共振频率更高？

（2）你能简要介绍一下仿真实验中示波器的操作步骤吗？

（3）你能简要介绍一下仿真实验中信号发生器的操作步骤吗？

（王　洁）

实验三　Multisim 仿真实验的基本操作

【实验目的】

（1）了解 Multisim10 仿真软件的运行环境和操作界面。

（2）了解 Multisim10 绘制仿真电路的具体步骤。

（3）学习 Multisim10 元件库的操作方法。

【实验器材】

计算机 1 台、Multisim10 仿真软件。

【实验原理】

Multisim 整个工作界面像是一个电子实验工作平台，绘制电路需要的元器件和仿真需要的仪器仪表可以直接拖放到工作区，点击鼠标便可完成导线的连接，虚拟仪器的控制面板和操作方法与实物相似，数据测量、波形和特性曲线同真实仪器上看到的一样，十分接近实际的实验平台。

【实验内容】

1. 系统启动　单击"开始"—"程序"—"National Instrument"—"Circuit Design Suit 10.0"—"Multisim"，或者双击桌面上的"Multisim"图标。弹出如图 6-3-1 所示的 Multisim 10 的软件基本界面。

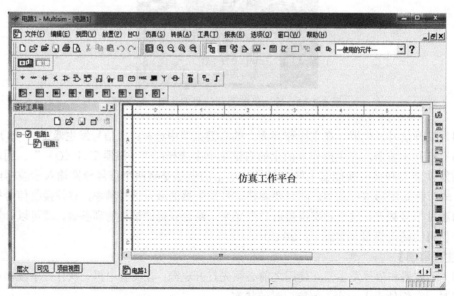

图 6-3-1　Multisim 10 的基本界面

2. Multisim 10 菜单栏和工具栏介绍　Multisim 10 界面由菜单栏、各种工具栏、设计管理窗口、电路输入窗口、状态条、列表框等多个区域构成。通过对各部分的操作可以实现电路图的输入、编辑，并根据需要对电路进行相应的观测和分析。用户可以通过菜单或工具栏自定义主窗口的视图内容。

（1）菜单栏。菜单栏位于界面的最上方，通过菜单可以对 Multisim 的所有功能进行操作，见图（6-3-2）。

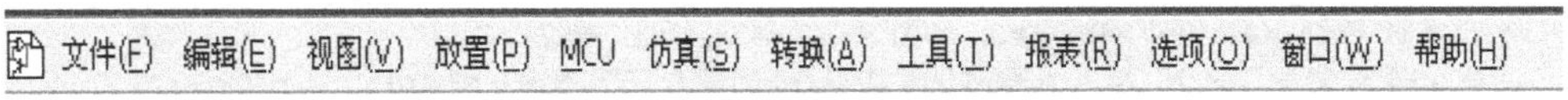

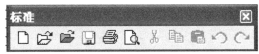

图 6-3-2

（2）工具栏（图 6-3-3～图 6-3-7）。标准工具栏（standard）包含了常见的文件操作和编辑操作，如图 6-3-3 所示。

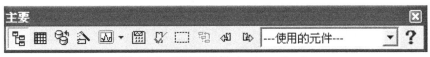

图 6-3-3　标准工具栏

图 6-3-4　系统工具栏（main toolbar）

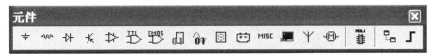

图 6-3-5　元件工具栏（components toolbal）

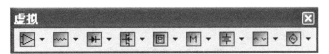

图 6-3-6　虚拟元件工具栏（virtual toolbar）

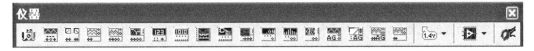

图 6-3-7　虚拟仪器工具栏（instruments toolbar）

Multisim 10 在仪器仪表栏下提供了常用仪器仪表，有万用表、函数发生器、功率表、双通道示波器、四通道示波器、波特图仪、频率计、字信号发生器、逻辑分析仪、逻辑转换器、IV分析仪、失真度仪、频谱分析仪、网络分析仪、Agilent 信号发生器、Agilent 万用表、Agilent示波器、泰克示波器等。图 6-3-8 为泰克示波器图标和面板。

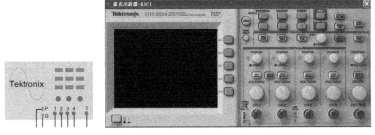

图 6-3-8　泰克示波器 Tektronix TDS 2024 图标和面板

3. 建立电路基本操作 建立一个简单电路并进行仿真实验,第一步是要确定需要使用的元件,将其放置在电路仿真工作平台中的相应位置上;第二步则是整体布局并确定各元件的摆放方向,最后连接元件以及进行其他的设计准备。

(1)创建电路文件。运行 Multisim 10,即会在仿真工作区内自动新建一个文件名为"电路1"的空白电路文件,如图 6-3-9 所示。

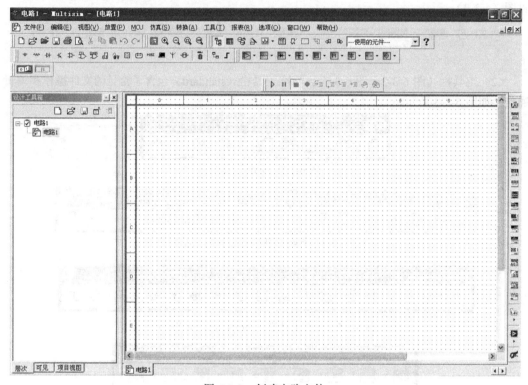

图 6-3-9 创建电路文件

(2)在工作区中放置元件。打开该元器件库。在屏幕上出现的元器件库对话框如图 6-3-10 所示,选择所需的元器件,常用元器件库有信号源库、基本元件库、二极管库、晶体管库、模拟器件库、TTL 数字集成电路库、CMOS 数字集成电路库、其他数字器件库、混合器件库、指示器件库、其他器件库、射频器件库、机电器件库等。鼠标点击要放置元件所在的库,找到要放置的元件,单击鼠标,就会有一个元件跟随着光标。将鼠标移到要放置元件的左上角位置,单击鼠标,第一个元件就放置在电路窗口中。

(3)元件布局。在放置好所需的元器件后,要对其进行布局。元件布局时所包括的基本操作主要有:移动、翻转、复制、剪贴、删除、粘贴、替换、修改元件标号等。

(4)电路连线。在将电路需要的元器件放置在电路编辑窗口后,用鼠标单击连线的起点并拖动鼠标至连线的终点将器件连接起来。注意,在 Multisim 中连线的起点和终点不能悬空。

(5)保存电路。单击"文件"—"保存"菜单项,弹出"保存"对话框,选择文件保存的路径,输入文件名,默认扩展名为"*.ms10"。单击"保存"按钮,完成对当前电路的保存。

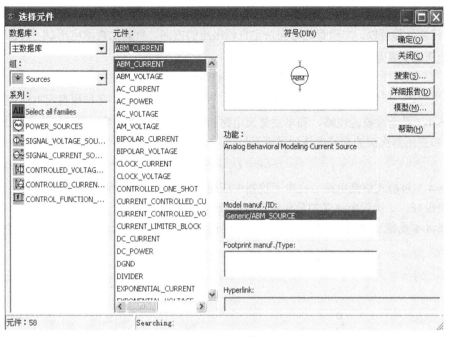

图 6-3-10　放置元件对话框

【注意事项】

（1）利用 Multisim 10 创建电路时必须接"地"。

（2）元件引脚之间连接时，必须间隔一个栅格点以上，且有一段红色连线存在，否则在电路仿真时不能正常工作。

（3）通过元件右键快捷菜单可对元件实施剪切、复制、删除、镜像、旋转、改变元件符号颜色、代号的字体、元件属性等操作。

【思考题】

（1）Multisim 10 怎样放置新节点？

（2）如何更改元件的数值？

（3）有几种放置元件方式，具体怎样操作？

（4）元件库中有些元件后带有 VIRTUAL，它表示什么意思？

（刘雅楠）

实验四　整流电路仿真实验

【实验目的】

（1）熟悉 Multisim 10 软件的使用方法。

（2）掌握半波、全波、桥式、倍压整流电路的工作原理及仿真方法。

【实验器材】

双踪示波器、变压器、万用表、二极管、电容、电阻。

【实验原理】

整流是把交流电转变为直流电的过程，利用二极管的单向导电性可实现这个过程。图 6-4-1 是半波整流电路，R_L 是负载电阻，它决定负载电流的大小。电流太大会烧坏整流电路，所以 R_L

不能太小。本实验选用 $10\,k\Omega$ 电阻作为负载电阻。变压器的初级接 220V 交流电，次级电压在 $6\sim30V$ 任意值都可以，二极管的方向决定直流电压的方向。负载上直流电压 U_L 和变压器次级的交流电压的关系是

$$U_L = 0.45U_2$$

U_2 是交流电压，测量时必须用万用表的交流挡，而 U_L 是直流电压，必须用直流电压挡来测量。

图 6-4-2 是全波整流电路，和半波整流电路相比，变压器次级需三根导线，负载上的直流电压 U_L 和变压器次级的交流电压的关系是

$$U_L = 0.9U_2$$

图 6-4-3 是桥式整流电路。在电子仪器中应用广泛，主要是对变压器的要求不高，输出电压波形也很好，二极管所承受的反向压降也比较低。

图 6-4-4 是倍压整流电路，它的特点是提高了整流后的电压，应用于大电压小电流的情况。

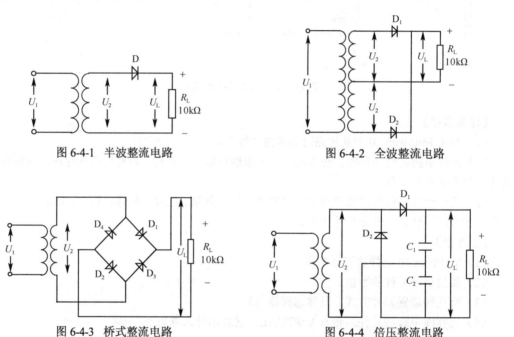

图 6-4-1 半波整流电路   图 6-4-2 全波整流电路

图 6-4-3 桥式整流电路   图 6-4-4 倍压整流电路

【实验内容】

1. 半波整流电路

（1）搭建仿真电路。在 Multisim 10 中，搭建半波整流实验电路，如图 6-4-5 所示。双击图 6-4-5 所示电路中的变压器图标，在弹出的变压器参数选项设置对话框中（图 6-4-6）设置 "Coeffident of Coupling" 为 0.082（把交流 220V 变成交流 18V 的电路）。

（2）测试仿真结果。打开仿真开关 ，即可在双踪示波器上看到输入、输出电压波形，如图 6-4-7 所示，示波器逐个测试表 6-4-1 中各项内容，并将测试结果填入表 6-4-1。

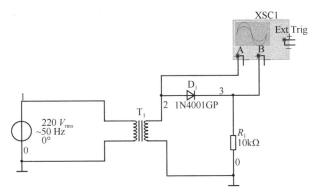

图 6-4-5 半波整流电路

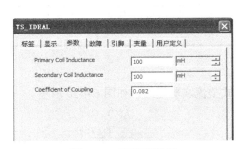

图 6-4-6 变压器设置

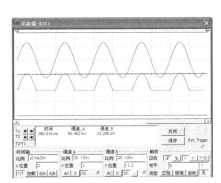

图 6-4-7 输入、输出电压波形

表 6-4-1 半波整流电路的测试结果

二次绕组输出 电压峰值	整流电路输出 电压峰值	整流二极管承受的 反向电压峰值	负载电阻直流电压值

2. 全波整流电路

（1）搭建仿真电路。全波整流电路是在半波整流电路的基础上又加入一个二次绕组和整流二极管构成，在 Multisim 10 中，搭建全波整流实验电路，如图 6-4-8 所示。

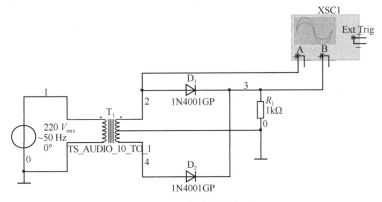

图 6-4-8 全波整流电路

（2）测试仿真结果。打开仿真开关"⬛"，即可在双踪示波器上看到输入、输出电压波形，如图 6-4-9 所示，用示波器逐个测试表 6-4-2 中各项内容，并将测试结果填入表 6-4-2。

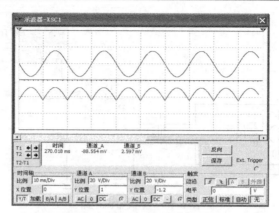

图 6-4-9 输入、输出电压波形

表 6-4-2 全波整流电路的测试结果

二次绕组输出电压峰值	整流电路输出电压峰值	整流二极管承受的反向电压峰值	负载电阻直流电压值

3. 桥式整流电路

（1）搭建仿真电路。在 Multisim 10 中，搭建桥式整流实验电路，如图 6-4-10 所示。

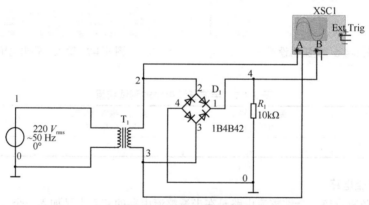

图 6-4-10 桥式整流电路

（2）测试仿真结果。打开仿真开关"▢▯❙"，即可在双踪示波器上看到输入、输出电压波形，如图 6-4-11 所示，用示波器逐个测试表 6-4-3 中各项内容，并将测试结果填入表 6-4-3。

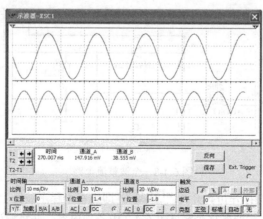

图 6-4-11 输入、输出电压波形

表 6-4-3 桥式整流电路的测试结果

二次绕组输出 电压峰值	整流电路输出 电压峰值	整流二极管承受的 反向电压峰值	负载电阻直流电压值

4. 倍压整流电路

（1）搭建仿真电路。在 Multisim 10 中，搭建倍压整流实验电路，如图 6-4-12 所示。

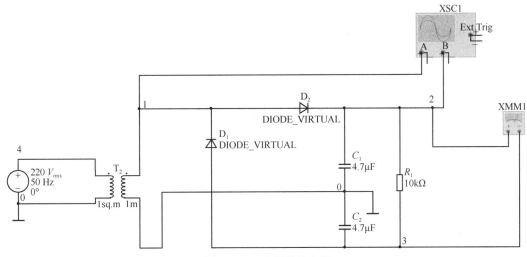

图 6-4-12 倍压整流电路

（2）测试仿真结果。打开仿真开关"▱"，即可在双踪示波器上看到输入、输出电压波形，如图 6-4-13 所示，用示波器逐个测试表 6-4-4 中各项内容，并将测试结果填入表 6-4-4。

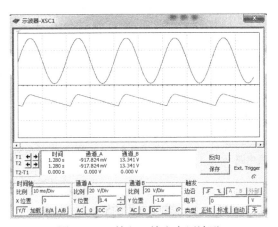

图 6-4-13 输入、输出电压波形

表 6-4-4 倍压整流电路的测试结果

二次绕组输出 电压峰值	整流电路输出 电压峰值	整流二极管承受的 反向电压峰值	负载电阻直流电压值

【注意事项】

（1）万用表根据波形测出来的是有效值，而示波器根据波形测出来的是峰值。

（2）万用表测电压时，将万用表的两接线端与待测节点并联；万用表测电流时，则将其串联到电路中。

（3）示波器使用时，A 通道接线端 "+" 和 B 通道接线端 "+" 分别与电路的测试节点相连接，"–" 接地端与电路的地相接，但当电路中已有接地信号时，也可不接。

【思考题】

（1）Multisim 10 中变压器如何设置参数？

（2）示波器测得的几种整流电路二极管承受的反向电压分别是多少？

（3）比较半波、全波、桥式、倍压四种整流电路负载上的直流成分大小。

（4）分析讨论实验中出现的故障及其排除方法。

（刘雅楠）

实验五　RC 串联电路暂态稳态仿真实验

【实验目的】

（1）熟悉 Multisim10 软件的使用方法。

（2）通过仿真分析 RC 串联电路暂态过程，加深对电容特性的认识和对 RC 串联电路特性的理解。

【实验器材】

双踪示波器、函数信号发生器、电容、电阻。

【实验原理】

1. RC 串联电路的暂态特性　RC 串联电路的充放电过程：在由电阻 R 及电容 C 组成的直流串联电路中，暂态过程即是电容器的充放电过程，如图 6-5-1 所示，当开关 K 打向位置 1 时，电源对电容器 C 充电，直到其两端电压等于电源 U_0。这个暂态变化的具体数学描述为 $q = CU_C$，而 $I = \mathrm{d}q/\mathrm{d}t$

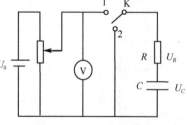

图 6-5-1　RC 串联电路

$$i = \frac{\mathrm{d}q}{\mathrm{d}t} = C\frac{\mathrm{d}U_C}{\mathrm{d}t} \tag{6-5-1}$$

$$U_C + iR = U_0 \tag{6-5-2}$$

将式（6-5-1）代入式（6-5-2），得

$$\frac{\mathrm{d}U_C}{\mathrm{d}t} + \frac{1}{RC}U_C = \frac{1}{RC}U_0$$

考虑到初始条件 $t = 0$ 时，$U_C = 0$，得到方程的解

$$\begin{cases} U_C = U_0\left(1 - \mathrm{e}^{-\frac{t}{RC}}\right) \\[2mm] i = \frac{U_0}{R}\mathrm{e}^{-\frac{t}{RC}} \\[2mm] U_R = U_0 - U_C = U_0\mathrm{e}^{-\frac{t}{RC}} \end{cases}$$

上式表示电容器两端的充电电压的变化是按指数增长的一条曲线，稳态时电容两端的电压等于电源电压U_0，如图 6-5-2（a）所示。式中$RC = \tau$，具有时间量纲，称为电路的时间常数，是表征暂态过程进行得快慢的一个重要的物理量，由电压U_C上升到$0.63U_0$，所对应的时间即为τ。

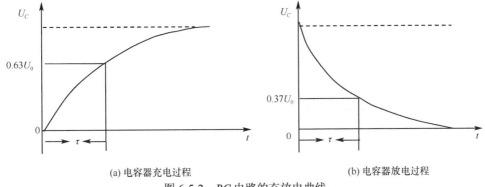

(a) 电容器充电过程 　　　　　　(b) 电容器放电过程

图 6-5-2 　RC电路的充放电曲线

当把开关 K 打向位置 2 时，电容 C 通过电阻 R 放电，放电过程的数学描述为

$$U_C + iR = 0$$

将$i = C\dfrac{\mathrm{d}U_C}{\mathrm{d}t}$代入上式得

$$\frac{\mathrm{d}U_C}{\mathrm{d}t} + \frac{1}{RC}U_C = 0$$

由初始条件 $t=0$ 时，$U_C = E$，解方程得

$$\begin{cases} U_C = U_0 \mathrm{e}^{-\frac{t}{RC}} \\[2mm] i = -\dfrac{U_0}{R}\mathrm{e}^{-\frac{t}{RC}} \\[2mm] U_R = -U_0 \mathrm{e}^{-\frac{t}{RC}} \end{cases}$$

表示电容器两端的放电电压按指数规律衰减到零，τ也可由此曲线衰减到 $0.37U_0$ 所对应的时间来确定。充放电曲线如图 6-5-2 所示。

2. RC 串联电路的稳态特性 　电路的稳态指的是在该电路接通正弦交流电源一段时间（一般为电路时间常数的 5～8 倍）以后，电路中的电流i和元件上的电压（U_R、U_C）其波形已经发展到保持与电源电压波形相同且幅值稳定的一种稳定状态。RC 串联电路的稳态特性包含幅频特性和相频特性。

【实验内容】

1. 观察 RC 串联电路的暂态过程 　在 Multisim10 中，搭建 RC 暂态过程测量实验电路，如图 6-5-3（a）所示。双击图 6-5-3（a）所示电路中的信号发生器图标，在弹出的信号发生器参数选项设置对话框中，选择方波信号，设置方波信号的频率为 25Hz、占空比为 50%、幅值为10V，如图 6-5-3（b）所示。打开仿真开关，即可在双踪示波器上看到输入的方波信号和 RC 串联电路的电容器电压的波形，如图 6-5-4 所示。

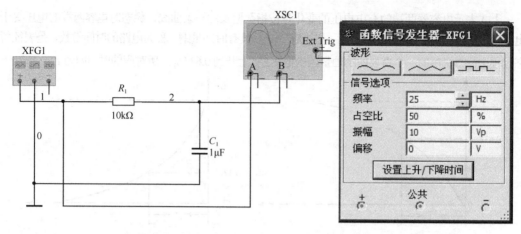

(a) 实验电路　　　　　　　　　　　(b) 方波信号设置

图 6-5-3　*RC* 串联电路暂态过程实验电路

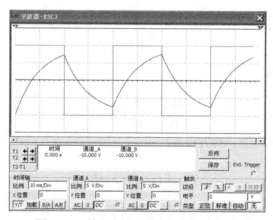

图 6-5-4　输入方波、输出电容电压波形

2. 测定 *RC* 串联电路的稳态特性　保持电路连接不变，如图 6-5-5（a）所示，双击信号发生器图标，在弹出的信号发生器参数选项设置对话框中选择正弦波如图 6-5-5（b）所示，设置正弦波信号的电压幅值为 10V，改变频率，观察电容器电压幅值的变化，幅频特性测试结果填入表 6-5-1。

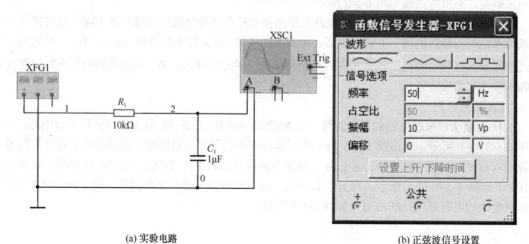

(a) 实验电路　　　　　　　　　　　(b) 正弦波信号设置

图 6-5-5　*RC* 串联电路稳态过程实验电路

表 6-5-1 幅频特性测试结果

频率 f / Hz	50	100	500	1000	5000
U_C/mV					

【注意事项】

（1）函数信号发生器（XFG1）："+"表示正输出端，"–"表示负输出端，中间的那个是公共端。

（2）对于函数信号发生器，若输出信号含有直流成分，则所设置的幅度为直流叠加交流信号大小，若把公共端与正极或负极连接起来，则输出信号的峰峰值是振幅的两倍，若把正极与负极连接起来，则输出信号的峰峰值是振幅的四倍。

【思考题】

（1）已知 RC 串联电路 $R = 10\text{k}\Omega$，$C = 1\mu\text{F}$，试计算时间常数 τ，并根据 τ 值的物理意义，拟定测量 τ 的方案。

（2）RC 串联电路的暂态和稳态有什么区别？

（3）能否用 RC 串联电路组成最简单的低通滤波器和高通滤波器？说明实验原理并画出实验电路图。

（刘雅楠）

基本物理实验报告

实验一 基 本 测 量

【实验目的】

【实验器材】

【实验原理】

【数据记录与处理】

1. 测量金属小球的体积 螺旋测微器的精度：＿＿＿＿＿＿mm；零点差值：＿＿＿＿＿＿mm

次　数	1	2	3	4	5
直径 D/mm					

计算体积并进行误差处理。

2. 测量金属圆柱的体积 游标卡尺的精度：＿＿＿＿＿＿mm；零点差值：＿＿＿＿＿＿mm

次　数	1	2	3	4	5
长度 L/mm					
直径 D/mm					

计算体积并进行误差处理。

3. 用读数显微镜测量微小物体长度　　读数显微镜的精度：_____ mm

	1	2	3	4	5
x_1 /mm					
x_2 /mm					
L /mm					

计算并进行误差处理。

【思考题】

（1）零点修正的目的是什么？

（2）下列各数分别是用 10 分度、20 分度、50 分度的哪种游标卡尺测量的？
9.7mm；　8.62 mm；　2.15mm

（3）分别用 50 分度游标卡尺和千分尺测量直径约为 1.5mm 的细丝直径，各可测得几位有效数字？

（4）用读数显微镜测量物体的长度时，为什么要求丝杆沿同一方向移动而不能来回移动？

（5）读数显微镜的精度与螺旋测微器的精确度哪一个高？使用读数显微镜有何优点？有何缺点？

实验二　液体黏滞系数的测定

【实验目的】

【实验器材】

【实验原理】

【数据记录与处理】

1. 用落球法测液体的黏滞系数　$\sigma = 1.26 \times 10^3 \, \text{kg/m}^3$；$\rho = 7.8 \times 10^3 \, \text{kg/m}^3$；$g = 9.8 \, \text{m/s}^2$；

L（小球运动距离）= _____ cm；D（量筒直径）= _____ mm

次　　数	1	2	3	4	5	平均值
$d_{钢珠}$/mm						
t/s						

利用公式 $\eta = \dfrac{2r^2}{9v\left(1 + 2.4\dfrac{d}{D}\right)} \cdot (\rho - \sigma)g$ 计算液体的黏滞系数。

2. 用转筒法测量液体的黏滞系数　$m_1 =$ _____ kg；$m_2 =$ _____ kg；$R_1 =$ _____ mm；

$R_2 =$ _____ mm；$r =$ _____ mm；$l =$ _____ mm

次　　数	1	2	3	平均值
N_1/r				
t_1/s				
n_1/r/s				
N_2/r				
t_2/s				
n_2/r/s				

利用公式 $\eta = \dfrac{(m_2 - m_1)gr(R_2 - R_1)}{4\pi^2 R_1^3 l(n_2 - n_1)}$ 计算液体的黏滞系数，并与方法 1 的结果比较。

【思考题】

（1）落球法中让小球不沿量筒轴线下落是否可以？为什么？

（2）落球法中如何判断小球通过标记时已进入匀速运动状态？

（3）落球法中引起测量误差的主要因素有哪些？

实验三　液体表面张力系数的测量

【实验目的】

【实验器材】

【实验原理】

【数据记录与处理】

1. 力敏传感器灵敏度的测量　重力加速度按 $g = 9.8 \text{m/s}^2$ 计算

砝码/g	0.500	1.000	1.500	2.000	2.500	3.000
电压/mV						

经最小二乘法拟合得 $K =$ _____mV/N，拟合的线性相关系数 $r =$ _____。

2. 液体表面张力系数的测量

	U_1/mV	U_2/mV	F/N	α /（N/m）
1				
2				
3				

环状金属托盘外径 $D_1 =$ _____cm，内径 $D_2 =$ _____ cm，水的温度 $t =$ _____℃平均值 $\alpha =$ _____N/m。

计算过程：

【思考题】

（1）液体表面张力是怎样形成的？与哪些因素有关？

（2）测 α 值时，为什么必须在液膜破裂时记录数据？

（3）如果环状金属托盘不干净会给测量带来什么影响？所测得 α 值是偏大还是偏小？为什么？

实验四　弦本征振动的观测

【实验目的】

【实验器材】

【实验原理】

【数据记录与处理】

1. 弦线线密度　弦线的长度_____m，弦线的质量___kg，弦线的线密度_____kg/m。

2. 当 f 不变时，验证波长 λ 与张力 T 的关系

	T	L	n	λ	$\lg \lambda$	$\lg T$
1						
2						
3						
4						
5						
6						
7						

波源的振动频率 $f=$____Hz。绘出 $\lg \lambda$-$\lg T$ 图，所得直线的斜率为____。

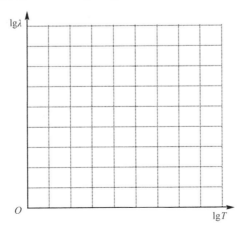

3. 当 T 不变时，验证波长 λ 与波源振动频率 f 的关系

	f	L	n	λ	$\lg\lambda$	$\lg f$
1						
2						
3						
4						
5						
6						
7						

弦线的张力 $T =$ ＿＿＿ N。绘出 $\lg\lambda$-$\lg f$ 关系图，所得直线的斜率为＿＿＿＿。

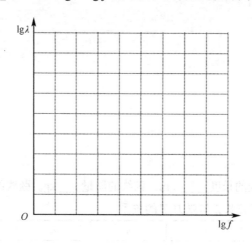

【思考题】

（1）为了使 $\lg\lambda$-$\lg T$ 直线图和 $\lg\lambda$-$\lg f$ 直线图上的数据点分布比较均匀，砝码盘中砝码质量以及波源的振动频率各应如何改变？

（2）调出稳定的驻波后，欲增加半波数的个数，应增加砝码还是减少砝码？是增加弦线的长度还是缩短弦线的长度？

实验五　人耳听觉听阈测量

【实验目的】

【实验器材】

【实验原理】

【数据记录与处理】

左耳听阈曲线测量记录数据表

频率/Hz	64	128	256	512	1k	2k	4k	8k	16k
L_1/dB									
L_2/dB									
$L_测$									

右耳听阈曲线测量记录数据表

频率/Hz	64	128	256	512	1k	2k	4k	8k	16k
L_1/dB									
L_2/dB									
$L_测$									

数据处理：$L_测 = (L_1 + L_2)/2$。

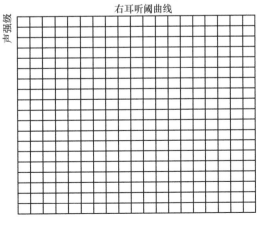

右耳听阈曲线

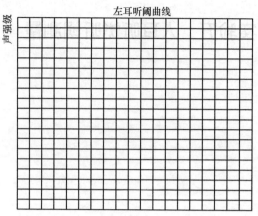

左耳听阈曲线

声强级

频率

【思考题】

（1）等响曲线是一组曲线而并不是一组直线，这说明什么？

（2）有人说 40dB 的声音听起来一定比 30dB 的声音更响一些，你认为对吗？

实验六　气体压力传感器测量人体血压

【实验目的】

【实验器材】

【实验原理】

【数据记录与处理】

1. 气体压力传感器的特性测量

P/kPa	4	8	12	16	20	24	28	32
U/mV								

气体压力传感器的灵敏度 $K =$ ＿＿＿＿＿mV/kPa。

2. 血压的测量

项目	收缩压	舒张压
血压/mmHg		

注：1mmHg $= 1.333 \times 10^2$ Pa。

【思考题】

（1）气体压力传感器的原理是什么？

（2）比较用数字式血压计测得的数据与用医用水银血压计测得的数据的误差，哪个更小？为什么？

（3）还有哪些医学物理实验中用到了压力传感器？

实验七　学习使用电子示波器

【实验目的】

【实验器材】

【实验原理】

【数据记录与处理】

（一）示波器的基本操作

观察示波器上被测信号的波形，读出其频率和幅值，并与信号发生器产生信号的频率和幅值对比。

信号幅值测量

观察图形	灵敏度刻度值	刻度数	测量值	信号电压

信号频率测量

观察图形	扫描频率刻度值	刻度数	测量值	信号频率

（二）示波器的应用

1. 同振动方向、频率相近的两个简谐振动的合成

	信号 F1	信号 F2	合成信号
频　率			
波　形			

2. 不同频率比的李萨如图形

$f_y : f_x = 1 : 1$	$f_y : f_x = 2 : 1$	$f_y : f_x = 3 : 1$	$f_y : f_x = 3 : 2$

3. 所测得的信号频率填入下表

次数	$N_x : N_y$	F_x	$F_{y计}$	$F_{y实}$
1				
2				
3				
4				

【思考题】

（1）如果示波器是良好的，但荧光屏上看不见亮线，是哪些旋钮位置不当造成的？应该如何操作才能找到亮线？

（2）示波器可用来测量哪些物理量？

（3）怎样才能得出稳定的李萨如图形？

实验八 万用表的使用

【实验目的】

【实验器材】

【实验原理】

（1）指针万用表的原理。

（2）数字万用表的原理。

【数据记录与处理】

1. 直接测量电阻

	R_1	R_2	R_3	R_4	R_5	R_6
指针万用表量程						
指针万用表测量值						
数字万用表量程						
数字万用表测量值						

2. 伏安法测电阻

电流值/mA	10.0	15.0	20.0	25.0	30.0	35.0	40.0
指针万用表电压值/mV							
数字万用表电压值/mV							

在直角坐标系中，分别画出指针万用表和数字万用表所测的电压与电流的关系曲线（设横坐标为电流，纵坐标为电压），并求出待测电阻值，将两值进行比较，分析存在差别的原因。

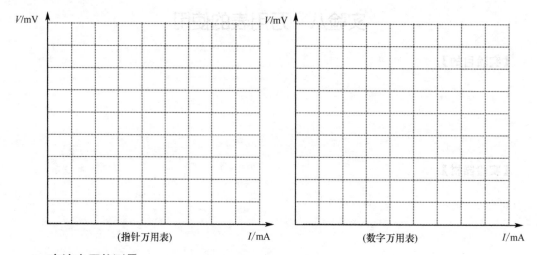

(指针万用表)　　　　　　　　(数字万用表)

3. 直流电压的测量

	U_1	U_2	U_3	U
指针万用表量程				
指针万用表测量值				
数字万用表量程				
数字万用表测量值				

4. 直流电流的测量

	R_1	R_2	R_3	R_4	R_5	R_6
指针万用表量程						
指针万用表测量值						
数字万用表量程						
数字万用表测量值						

【思考题】

（1）在测量电阻时，同时用两手分别捏住两测试笔的金属部分（即电阻两端），这样做对测量结果有无影响？为什么？

（2）用万用表测量 0.3mA 的电流时，分别用 1mA 和 10mA 的量程测量时所得的结果是否相同？哪个准确？为什么？

（3）电阻表的刻度为什么是不均匀的？

（4）当 $R_x = R + R_g + R_0$ 时，流过电流计的电流应该为满量程值的一半，为什么？

实验九　人体阻抗的频率特性的测定

【实验目的】

【实验器材】

【实验原理】

实验电路图画在上面框中

【数据记录与处理】

1. 人体直流阻抗的测量（ $R =$ ___ $k\Omega$ ）

次数	1	2	3
手臂两端电压 U_{ab}			
电阻两端电压 U_R			
手臂电阻 Z			
手臂电阻平均值 $\bar{Z}$			

2. 人体交流阻抗的测量（ $R =$ ___ $k\Omega$ ）

频率/Hz	500	1000	2000	4000	8000	16000
手臂两端电压 U_{ab}						
电阻两端电压 U_R						
手臂电阻 Z						

手臂电阻平均值 $\bar{Z}$	

【思考题】

（1）为什么潮湿的手比干燥的手更容易触电？

（2）为什么划开的皮肤更容易触电？

实验十　分光计的调节

【实验目的】

【实验器材】

【仪器的调节】

1.分光计调节要达到的要求

2.分光计的调节过程

【思考题】

（1）分光计由哪几部分构成？每个部分的作用各是什么？

（2）要使望远镜内的绿十字像和平行光管的狭缝像清晰，各应如何调节？

（3）经过对望远镜水平粗调和载物台的水平粗调，能看到平面反射镜某一面反射回来的亮十字像，而另一面却看不到，是何原因？应如何处理？

实验十一　用分光计测定棱镜的折射率

【实验目的】

【实验器材】

【实验原理】

【数据记录与处理】

1. 测定三棱镜的顶角　将测定的数据填入下表，并求出三棱镜顶角 A。

次数	望远镜正对 AB 面		望远镜正对 AC 面		$\phi = \frac{1}{2}\left[\lvert\theta_1 - \theta_1'\rvert + \lvert\theta_2 - \theta_2'\rvert\right]$	$A = \pi - \phi$
	左游标 θ_1	右游标 θ_2	左游标 θ_1'	右游标 θ_2'		
1						
2						
3						

计算过程：

2. 测三棱镜的最小偏向角　将测得的数据填入下表，并求出各种颜色光的折射率。

次数	望远镜对准黄色谱线		望远镜对准平行光管		$\delta_{\min} = \dfrac{\lvert\theta_1 - \theta_1'\rvert + \lvert\theta_2 - \theta_2'\rvert}{2}$
	左游标 θ_1	右游标 θ_2	左游标 θ_1'	右游标 θ_2'	
1					
2					
3					

计算过程：

【思考题】

（1）下图是光线 PR 以不同的方位入射在三棱镜上，请结合此图分析入射光的方位应处于何种情况时才可能找到最小偏向角？画出光路图，并详细说明。

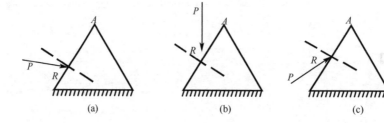

（2）若找到了一种单色光的最小偏向角位置，此时其他单色光是否也同时处于最小偏向角的位置？为什么？

（3）如果 $\theta_1' - \theta_1$ 出现负值应如何处理，由何原因造成，怎样避免？

实验十二　光波波长的测定

【实验目的】

【实验器材】

【实验原理】

【数据记录与处理】

1. 光栅常数的测量　　测量 $k=1$ 时，波长为 546.07nm 的绿光的衍射角，并计算出光栅常数。

零级		左一级		右一级		$\phi_{左}$	$\phi_{右}$	ϕ	d
θ_0	θ_0'	θ_1	θ_1'	θ_2	θ_2'				

计算过程：

2. 双黄线波长的测量

在 $k=1$ 时测出双黄线的衍射角及双黄线的波长。

	零级		左一级		右一级		$\phi_{左}$	$\phi_{右}$	ϕ
	θ_0	θ_0'	θ_1	θ_1'	θ_2	θ_2'			
第一黄线									
第二黄线									
λ_1									
λ_2									

计算过程：

【思考题】

（1）测量衍射角 ϕ 时，如果望远镜由 θ_1 经零刻线转到 θ_2，写出计算 ϕ 角的通用公式。

（2）如果平行光管的狭缝过宽，将对实验造成什么影响？

（3）试解释偏心误差。如何消除偏心误差？

实验十三　显　微　摄　影

【实验目的】

【实验器材】

【实验原理】

1. 显微镜光路图

2. 成像原理

3. 摄影仪结构原理

【实验步骤】

【数据记录与处理】

<table>
<tr><td rowspan="4" style="border:1px solid black">底片粘贴处</td><td>物镜放大倍数：</td></tr>
<tr><td>底片曝光时间：</td></tr>
<tr><td>显影时间：</td></tr>
<tr><td>定影时间：</td></tr>
</table>

放大倍数的计算：

【实验结果分析】

【思考题】

（1）调节显微镜的三点注意事项是什么？

（2）载物台的标尺有什么作用？

实验十四 集成模拟运算电路的使用

【实验目的】

【实验器材】

【实验原理】

【实验内容】

（画反相比例运算电路）　　　　（画同相比例运算电路）

1. 反相比例运算电路

（1）反相比例运算电路输出电压值。

U_i/mV	10	100	500	800	1000	1200	1500	2000
U_0（计算值）								
U_0（测量值）								

（2）反相比例运算电路输出电压波形。

U_i/V	U_o/V	u_i波形	u_o波形	A_V（计算值）	A_V（测量值）

2. 同相比例运算电路

（1）同相比例运算电路输出电压值。

U_i/mV	10	100	500	800	1000	1200	1500	2000
U_0（计算值）								
U_0（测量值）								

（2）同相比例运算电路输出电压波形。

U_i /V	U_o /V	u_i波形	u_o波形	A_V（计算值）	A_V（测量值）

（画反相加法运算电路）　　　　（画减法运算电路）

3. 反相加法运算电路

反相加法运算电路输出电压值

U_{i1} /mV	50	100	-100
U_{i2} /mV	50	50	200
U_{i3} /mV	50	200	50
U_0（计算值）			
U_0（测量值）			

4. 减法运算电路

减法运算电路输出电压值

U_{i1} /mV	50	100	200
U_{i2} /mV	50	150	100
U_0（计算值）			
U_0（测量值）			

（画基本积分运算电路）

5. 基本积分运算电路（可选做）

（1）断开开关 K，外加直流信号。

U_m /V	T/s	u_o波形

（2）断开开关 K，加入方波和正弦波。

【思考题】

运算放大器用作模拟运算电路时，"虚短""虚断"能永远满足吗？在什么条件下"虚短""虚断"将不再存在？

实验十五　组合逻辑电路的分析与设计

【实验目的】

【实验器材】

【实验原理】

【实验内容】

（1）用异或门和与非门设计一个一位全加器。

（2）用与非门设计三人打鸟，判断得奖的电路。

【思考题】

分析讨论实验中发生的现象和问题。

综合性物理实验报告

实验一 声速的测量

【实验目的】

【实验器材】

【实验原理】

【数据记录与处理】

1. 共振干涉法测声速

实验频率 $f =$ _____kHz；$\Delta_{f仪} =$ _____kHz；$\Delta_{X仪} =$ ____mm；$p_w =$ _____；$p =$ ____

测量次数	位置 X_i /mm	测量次数	位置 X_i /mm	$L_i = X_{i+8} - X_i$ /mm
1		9		
2		10		
3		11		
4		12		
5		13		
6		14		
7		15		
8		16		

逐差法进行数据处理：

2. 相位比较法测声速

实验频率 $f = $ _____ kHz; $\Delta_{f仪} = $ _____ kHz; $\Delta_{X仪} = $ _____ mm; $p_w = $ _____; $p = $ _____

测量次数	位置 X_i /mm	测量次数	位置 X_i /mm	$L_i = X_{i+8} - X_i$ /mm
1		9		
2		10		
3		11		
4		12		
5		13		
6		14		
7		15		
8		16		

逐差法进行数据处理:

3. 时差法测声速温度

	1	2	3	4	5	6
L/mm						
t/μs						

数据处理:

4. 多普勒效应法测声速

(1) 验证多普勒效应: y 轴表示 Δf, x 轴表示 V_r。

	V_r	f	$f_{r正}$	$f_{r反}$	$\Delta f_{正}$	$\Delta f_{反}$	$\overline{\Delta f}$	C
1								
2								
3								
4								
5								

画出曲线图:

计算曲线斜率 $K_{实验}=$

曲线斜率理论值：$K_{理论} = \dfrac{f}{C_0} =$

两者比较误差为

$$\delta = \left| \dfrac{K_{理论} - K_{实验}}{K_{理论}} \right| \times 100\% \ =$$

（2）利用多普勒效应测量声速：$\overline{C} = \dfrac{C_1 + C_2 + C_3 + C_4 + C_5}{5}$，$C = \dfrac{f}{\Delta f} V_r$，误差计算

$$\overline{\delta} = \left| \dfrac{\overline{C} - C_0}{C_0} \right|，\ C_0 = 351.4 \text{m/s}。$$

$$\overline{C} = \dfrac{C_1 + C_2 + C_3 + C_4 + C_5}{5} =$$

$$\overline{\delta} = \left| \dfrac{\overline{C} - C_0}{C_0} \right| =$$

【思考题】

（1）为什么换能器要在谐振频率条件下进行声速测定？

（2）要让声波在两个换能器之间产生共振必须满足哪些条件？

（3）如何用本实验中的方法测量声速在介质（如液体和固体）中的传播速度？

（4）测量声速实验中，如选用晶体管毫伏表代替示波器，测接收换能器的输出电压，如何测量波长？

（5）马赫是什么单位？是怎么定义的？为什么要用马赫作单位？

（6）实验时为什么要调谐振？如何调谐？

（7）如何调整接收器运动的速度？如何让接收器向相反方向运动？

实验二　用示波器研究简谐振动的合成

【实验目的】

【实验器材】

【实验原理】

【数据记录与处理】

1. 确定的频率与幅度值

通道	CH2	CH1	CH2	CH1	CH2	CH1	CH2	CH1
幅度/V								
频率/Hz								

2. 观测的简谐振动的合成情况

（1）描绘出观察到的两个同方向、同频率的简谐振动的波形图，将实际测得的波形图与理论波形进行比较，若存在差异，分析其原因。

（2）描绘出两个同方向、不同频率的简谐振动的波形图，将实际测得的波形图与理论波形进行比较，若存在差异，分析其原因。

（3）描绘出两个相互垂直、同频率的简谐振动的波形图，将实际测得的波形图与理论波形进行比较，若存在差异，分析其原因。

（4）描绘出两个相互垂直，频率比分别为 1∶1，2∶1，3∶1 的简谐振动的波形图，将实际测得的波形图与理论波形进行比较，若存在差异，分析其原因。

【思考题】

（1）为什么可以用正弦信号来演示简谐振动的合成？

（2）什么是拍现象？

实验三　热敏电阻温度计的设计与制作

【实验目的】

【实验器材】

【实验原理】

【数据记录与处理】

（1）热敏电阻温度计的定标测量数据填入下表中。

$t/℃$	0	5	10	15	20	25	30	35	40	45	50
$I/\mu A$											

（2）以温度 t 为横坐标，电流 I 为纵坐标，作 t - I 曲线。

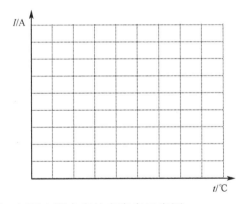

（3）根据列表的数据，刻画出微安表的表度盘示意图。

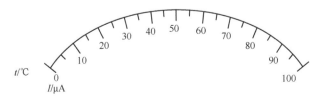

微安表的表度盘示意图

（4）将热敏电阻分别与手心、额头的皮肤接触，读出电流表中各自的电流值，从已做出的 t-I 曲线上标出位置，查出他们的温度值，数据填入下表中。

测量部位	电流/μA	温度/℃

【思考题】

（1）热敏电阻温度计在医学上的应用有哪些优点？

（2）如何才能提高改装热敏温度计的精确度？

实验四　全　息　照　相

【实验目的】

【实验器材】

【实验原理】

【思考题】

（1）全息照相与普通照相有哪些不同？全息图的主要特点是什么？

（2）在没有激光进行再现的条件下，如何检验干版上是否记录了信息？

（3）三维全息图与平面全息图的主要区别是什么？

（4）为何在拍摄全息图时，需要考虑参考光束与物光光束的光强比？

实验五　心电图实验

【实验目的】

【实验器材】

【实验原理】

（1）心电图产生原理（心电向量、心电向量与心电图的关系）。

（2）心电图的常规导联（十二导联的组成及如何连接）。

（3）典型心电图波形、正常值及其生理意义。

1）心电图波形各段的名称。

2）P 波。

3）P-R 期间。

4）QRS 波群。

5）Q 波。

6）S-T 段。

7）T 波。

8）Q-T 间期。

9）U 波。

10）心电轴。

【实验结果】

结论（根据实验数据给你的心电图下个结论）。

【思考题】

（1）做心电图时受试者为什么要静卧在诊查床上并且要保持安静？

（2）十二导联心电图有哪些优点？

（3）I 导联如果连接错误如何通过心电图形发现？

实验六　B 型超声波诊断仪的基本原理及其声像图观察

【实验目的】

【实验仪器】

【实验原理】

【思考题】

（1）做 B 超检查时，为什么探头要经常变换角度以获得清晰图像？

（2）当胆囊内有一个 4mm 的结石时，我们会在显示屏上看到什么图像？为什么？

（3）试求垂直入射到空气–软组织、软组织–颅骨交界面上的声强反射系数。

（4）为什么肺脏疾病不做超声辅助检查？

实验七　CT 图像后处理技术的计算机模拟实验

【实验目的】

【实验器材】

【实验原理】

【实验结果】

（1）格式转换后图片。

（2）灰度图片。

（3）二值化后图片。

（4）椒盐噪声经 3×3 中值滤波后图片。

（5）高斯噪声经 3×3 中值滤波后图片。

【思考题】

（1）什么是图像配准？

（2）什么是图像增强？图像增强技术主要包括哪些方面？

（3）什么是二值图像？MATLAB 图像二值化处理函数是什么？

实验八　CT 医学图像的三维重建

【实验目的】

【实验器材】

【实验原理】

【实验结果】

1. 起始图片

2. 终止图片

3. 表面绘制法重建结果

4. 体绘制法重建结果

共使用图片数：＿＿＿＿＿张。

【思考题】

（1）CT 医学图像的特点？

（2）体绘制技术的中心思想是什么？

（3）表面绘制的一般过程有哪几个重要步骤？

（4）如何读取和调用 MATLAB 中"x.mat"文件？

实验九　核磁共振实验

【实验目的】

【实验器材】

【实验原理】

【数据记录与处理】

样品	最佳射频幅度范围/V	共振频率/kHz	稳恒磁场强度 B_0 /T	旋磁比 γ_F
$CuSO_4$				
甘油				
纯水				
$FeCl_3$				

【思考题】

（1）本实验中有几个磁场？它们的相互方向有什么要求？

（2）在医院的核磁共振成像宣传资料中，常常把拥有强磁场（1～1.5T）作为一个宣传的亮点。请问，磁场的强弱对成像质量有什么关系吗？为什么？

实验十　计数器及其应用

【实验目的】

【实验器材】

【实验原理】

【实验步骤】

（1）用 74LS74 或 CC4013D 触发器构成四位二进制异步加法计数器。

1）按图 4-10-2 接线，$\overline{R}_D$ 接至逻辑开关输出插口，将低位 CP_0 端接单次脉冲源，输出端 Q_D，Q_C，Q_B，Q_A 接逻辑电平显示输入插口，各 $\overline{S}_D$ 接高电平"1"。

2）清零后，逐个送入单次脉冲，观察并列表记录 $Q_D\sim Q_A$ 状态。

3）将单次脉冲改为 1Hz 的连续脉冲，观察 $Q_D\sim Q_A$ 的状态。

4）将 1Hz 的连续脉冲改为 1kHz，用双踪示波器观察 CP，Q_D，Q_C，Q_B，Q_A 端波形。

5）将图 4-10-2 电路中的低位触发器的 Q 端与高一位的 CP 端相连接，构成减法计数器，按实验内容 2）～4）进行实验，观察并列表记录 $Q_D\sim Q_A$ 的状态。

（2）测试 74LS192 或 CC40192 同步十进制可逆计数器的逻辑功能。

（3）如图 4-10-4 所示，用两片 74LS192 组成两位十进制加法计数器，输入 1Hz 连续计数脉冲，进行由"00"～"99"累加计数，记录实验结果。

（4）按图 4-10-5 所示的电路进行实验，记录实验结果。

（5）按图 4-10-6 所示的电路进行实验，记录实验结果。

（6）设计一个数字钟移位 60 进制计数器并进行实验。

【思考题】

（1）计数器对计数脉冲的频率有何要求？如何估算计数脉冲的最高频率？

（2）由 D 触发器和 JK 触发器组成的计数器的区别？

（3）总结使用集成计数器的体会。

（4）写出在实验中遇到的问题、解决方法及注意事项。

实验十一　555定时电路及其应用

【实验目的】

【实验器材】

【实验原理】

【实验步骤】

1. 单稳态触发器

（1）按图 4-11-3 所示连接电路，取 $R = 1000 \text{k}\Omega$，$C = 47 \mu\text{F}$，输入信号 V_i 由单次脉冲源提供，用双踪示波器观测 V_i，V_C，V_o 波形，测定幅度与暂稳时间。

（2）将 R 改为 1k，C 改为 0.1μF，输入端加 1kHz 的连续脉冲，观测波形 V_i，V_C，V_o，测定幅度及暂稳时间。

2. 多谐振荡器

（1）按图 4-11-4 所示电路进行连接，用双踪示波器观测 V_C 与 V_o 的波形，测定频率。

（2）按图 4-11-5 所示电路进行连接，组成占空比为 50％的方波信号发生器。观测 V_C，V_o 波形，测定波形参数。

（3）按图 4-11-6 所示电路进行连接，通过调节 R_{W_1} 和 R_{W_2} 来观测输出波形。

3. 施密特触发器

按图 4-11-7 接线，输入信号由音频信号源提供，先调好 V_s 的频率为 1kHz，接通电源，逐渐加大 V_s 的幅度，观测输出波形，测绘电压传输特性，算出回差电压 ΔV。

4. "叮咚"门铃电路测试

【思考题】

（1）怎样检验 555 定时器正常工作状态？

（2）555 定时器构成的单稳态触发器的脉冲宽度和周期由什么决定？R 与 C 的取值应该怎样分配？为什么？

（3）555 定时器构成多谐振荡器时，其振荡周期和占空比的改变与哪些因素有关？

（4）使用 555 定时器时，4 脚与 5 脚一般处理方法？